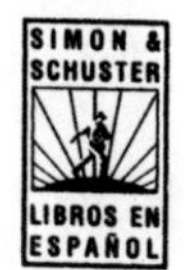
SIMON &
SCHUSTER
LIBROS EN
ESPAÑOL

Sonia Blasco

Camino al orgasmo

La sexualidad femenina sin secretos

SIMON & SCHUSTER
Libros en Español

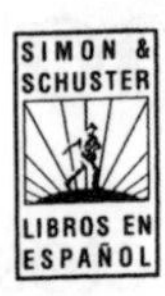

SIMON & SCHUSTER
LIBROS EN ESPAÑOL
Rockefeller Center
1230 Avenue of the Americas
New York, NY 10020

Impreso en los Estados Unidos de América

10 9 8 7 6 5 4

Datos de catalogación de la Biblioteca del Congreso: puede solicitar
informatión

ISBN 0-684-83986-5

Para Carlos, Miguel, Julieta,
Juan e Inés, con amor

Agradecimientos

A las mujeres que me han consultado y me consultan, cada día, en CIESS (Centro de Investigación y Educación en Salud Sexual). Sin la participación de ellas este libro no hubiera sido posible.

A los varones, compañeros del crecimiento de las mujeres.

A Martita Kapustin, con quien retomé el proyecto de este libro largamente abandonado.

A Elsa Osorio, que me ayudó a expresarme con claridad y me impulsó a seguir adelante.

A María Luisa Lerer, lectora del primer original, que me abrió el camino editorial.

A Jorge Etkin a quien acudí para encontrar siempre un sabio consejo editorial.

A María Blasco Garma, que participó con entusiasmo y creatividad en la elección del motivo para la tapa.

A Alcira Camilucci, colega de los primeros grupos, a Juan Carlos Kreimer, eficaz consejero y a Norma Osnajansky.

A mi querida familia, especialmente a mi hijo Miguel, que en el largo silencio a que obliga la excluyente tarea de escribir, imaginaba y dibujaba historias infantiles.

Y a todos aquellos que no menciono, también ellos me brindaron su ayuda.

Indice

Prólogo

¿Cuántas veces escuchó que la sexualidad femenina es misteriosa e incomprensible? Sin embargo, en lugar de estudiarla como una respuesta característica de la mujer, se la infirió a partir de la sexualidad masculina. Y esta inferencia, errónea, se hizo ley.

Por siglos, el varón ha tenido el patrimonio de la palabra mientras que la palabra de la mujer fue silenciada de la manera sutil que el poder sabe imponer.

La mujer supo que debía callar. Calló la existencia de su propia sexualidad ante los otros. Aún peor: la ignoró ante sí misma.

Pero ahora las cosas están cambiando; las mujeres —más del 50% de la población— están hablando acerca de sus experiencias sexuales. Seguramente, y paso a paso, las pautas sexuales cambiarán, y lo que es ahora "normal" se transformará para el placer de las mujeres y, por qué no, de los varones.

La sexualidad femenina es diferente de la masculina. Ni mejor ni peor, diferente.

¿Por qué este libro se llama *Camino al orgasmo*, si el orgasmo es sólo un momento del encuentro sexual?

Esta obra trata de la totalidad de la respuesta sexual, de las características específicas de la sexualidad femenina. Pero el orgasmo es un momento de intenso placer del que muchas mujeres se sienten ajenas. Frecuentemente escucho que la mujer se excita y que, de pronto, algo se interrumpe en su camino de placer.

Algunas mujeres no tienen orgasmo y, sin embargo, disfrutan de su sexualidad; cada uno puede elegir su manera de vivirla.

Este libro es para la mujer que quiere saber más de sí misma, que quiere gozar de su sexualidad, que quiere disfrutar del orgasmo. Para la mujer que está contenta con su sexualidad, pero que duda de si es todo lo placentera que pudiera ser.

También es para el varón que quiere conocer los deseos y las necesidades de la mujer en su camino al goce.

El camino al orgasmo se aprende.

Intento en este libro reflejar la experiencia, que adquirí durante casi diez años, coordinando grupos de terapia sexual femenina para lograr el orgasmo.

Por esta razón, cada capítulo está dividido en tres partes: la primera es informativa, la segunda es una narración de cada encuentro grupal, la tercera es la explicitación de la parte práctica, los ejercicios que ayudarán a lograr la plenitud sexual y el orgasmo.

Cada uno de los ocho capítulos corresponde a cada encuentro del grupo de terapia para lograr el orgasmo.

En la primera parte propongo un *reaprendizaje* de la sexualidad, con información real y de actualidad.

En la segunda parte narro las vicisitudes del grupo de terapia en cada uno de sus encuentros. Este grupo sintetiza las experiencias que he tenido con varios grupos. He seleccionado una historia de aquí, otra de allá, tratando de no dejar de lado ninguna de las situaciones típicas de las mujeres que participan en estos grupos.

He armado así este libro con la esperanza de que usted

pueda compartir sus vivencias, sus ideales, sus frustraciones, sus expectativas... y crecer con ellas. Un crecimiento que no se reduce sólo al área de la sexualidad, sino que comprometerá la totalidad de su vida.

Por último, en la tercera parte, los ejercicios tienen una cronología que es fundamental respetar. Realizar los ejercicios es muy importante. Asúmalo como un compromiso impostergable con usted misma.

Estos ocho capítulos culminan con un Apéndice donde usted encontrará más información sobre las circunstancias que intervienen en la terapia de las mujeres que asisten a los encuentros (narrados en la segunda parte de cada capítulo). Cada vez que soy consultada o inicio un tratamiento con alguna paciente, tomo notas. A la manera de estas notas he armado este apéndice, con el fin de facilitar la comprensión de cada caso.

1

¿Preorgasmia o frigidez?

Señor, dame serenidad para aceptar las cosas que no puedo cambiar; el valor para cambiar las cosas que sí puedo cambiar y la sabiduría para distinguir la diferencia.

ANÓNIMO

Existen mujeres que nunca, en ninguna ocasión, han experimentado un orgasmo. Esta situación se suele llamar anorgasmia. Prefiero utilizar el término preorgasmia, coincidiendo con la doctora Lonnie Barbach, porque las mujeres que no alcanzan el orgasmo por diversas razones están en condiciones de lograrlo con métodos adecuados.

La mayoría de las mujeres con preorgasmia dirá que se excita pero que, en cierto momento, se produce un corte, convirtiéndose todo en un enorme fiasco.

La falta de orgasmo obedece, en muchos casos, al desconocimiento. En el transcurso de una terapia sexológica de la que este libro da cuenta, la mujer aprende a hacerse cargo de su sexualidad. Usted puede ser una de estas mujeres.

El placer sexual es un modo de gozar de la vida, de sentirse bien consigo misma y de poder compartirlo. Así como buscamos disfrutar otros aspectos de nuestra vida, el logro de una sexualidad plena es una forma importante de gratificarnos.

El conocimiento de la sexualidad permite combatir miedos y tabúes que han impedido que nos expresemos como seres sexuales.

Como en tantas otras oportunidades, puede alzarse alguna voz diciendo que la sexualidad es instintiva y natural y, en consecuencia, no debe ser aprendida. Grave error. La sexualidad está influida por una educación restrictiva y anuladora.

Aun cuando los estudiosos se ocuparon de todas las áreas del cuerpo humano, la sexualidad fue sistemáticamente ignorada hasta hace poco. La sexualidad era tan pecaminosa que sólo merecía el ocultamiento. Cuando hice mi carrera de medicina me enseñaron que los órganos sexuales eran los testículos y la matriz. No se hablaba del pene, del clítoris ni de la vagina. No se hablaba del placer sexual.

También en la escuela aprendimos la importancia de la ameba, el funcionamiento del intestino, la reproducción de la mariposa y otras cosas más. Mientras tanto, en nuestro cuerpo se producían los cambios más fabulosos y evidentes, pero nadie hablaba de ellos. Estábamos pasando por una etapa que despertaba conmiseración. "Estás en la edad del pavo", me decían como toda explicación.

Y ahora quisiera hacer a usted esta pregunta que me he hecho yo infinidad de veces: ¿Puede apreciar la sexualidad después de que se la ocultaron con tanto esmero? ¿Puede amar y hacer el amor tranquilamente con tanto peso sobre el sexo?

Muchas veces quisimos formular preguntas acerca de la sexualidad, ¿pero a quién preguntarle? ¿Es posible averiguar si lo que nos pasa es normal o anormal?

¡Cuántas dificultades sexuales y sentimientos de culpa generó nuestra ignorancia! ¡Y cuántas equivocaciones!: que la mujer sólo tiene orgasmo por penetración y por ese solo estímulo, que la mujer es orgásmica en todos los casos, que debe llegar al orgasmo junto con el varón, que si le gusta mucho el sexo es una puta. La sociedad, por un lado, exige a una buena mujer que no disfrute del sexo; por otro lado, si no se excita, la tilda de frígida.

A lo largo de mi trabajo como terapeuta sexual me he encontrado con la gratitud de muchas mujeres que acudían desesperadas, desahuciadas, creyéndose frígidas y que, sin embargo, en el corto término de una terapia sexual lograban el orgasmo.

¡Cuántas veces he escuchado esta frase!: "¡Entonces yo no soy frígida!". Claro que no. Hay que aprender a conocer y respetar las propias sensaciones. Leyendo este libro usted se enterará de que la pretendida frigidez no existe.

Hay mujeres que se masturban y logran así el orgasmo. Sin embargo, se autodefinen como frígidas ya que no pueden alcanzarlo con un hombre en el coito, aun cuando a veces lo logran en los juegos previos.

Si la mujer conoce las caricias o estímulos que necesita, será más fácil transmitírselo a su pareja.

La mujer y el varón tienen una sensibilidad sexual diferente, pero, culturalmente, siempre consideraron a la sexualidad femenina semejante a la masculina. Mujeres y hombres comparten este malentendido debido a que carecen de información: él cree que ella debería sentir de determinada manera; ella cree que su sexualidad es anormal.

Este no es un alegato feminista. Todo lo contrario. Es un alegato por el reconocimiento de la naturaleza sexual de la mujer y de la comprensión de la diferencia con el varón.

La investigación sexológica

A fines del siglo pasado, Sigmund Freud, psicoanalista vienés, fue uno de los primeros en legitimar y hacer público el deseo sexual como el motor que impulsa la vida. El origen de la neurosis quedó, a partir de entonces, vinculado a la prohibición de la sexualidad.

Cuando Freud afirmó que todos los niños son seres sexuales, que es normal su curiosidad sexual, la masturbación y la atracción del hijo por el padre del sexo opuesto, la sociedad se volvió contra él. Pero ya se había dado el primer paso, y lo que estaba dicho era innegable a los ojos de cualquiera que quisiera ver.

Después vinieron muchos otros investigadores, pero mencionaré sólo a aquellos que más se interesaron por la sexualidad femenina.

Alfred Kinsey fue el representante, en la década de 1950, de un extenso estudio que dio como resultado el *Informe Kinsey*, que refleja la sexualidad de un gran número de mujeres representantes de distintos estratos de la población de Estados Unidos. El resultado señala la importancia del clítoris para alcanzar el orgasmo, la facilidad de la mujer de lograr el orgasmo durante la masturbación y lo inadecuado de la estimulación coital para conseguirlo. Kinsey dice:

> Las técnicas de la masturbación y de las caricias están más específicamente calculadas para provocar el orgasmo que las técnicas del coito propiamente dicho.

En los años 60, los estudios de los doctores Masters y Johnson provocaron un vuelco cualitativo en la investigación sexológica. Estudiaron el coito en diferentes posiciones, en parejas bien avenidas y en parejas con dificultades sexuales, en parejas de amigos y en parejas de extraños, en personas de todas las edades. En la observación de 14.000 coitos, los aspectos fisiológicos de la respuesta sexual quedaron develados:

> Lo más corriente es que la influencia sociocultural sitúe a la mujer en una posición que la obliga a adaptar, sublimar, inhibir e incluso distorsionar su capacidad natural para funcionar sexualmente, a fin de que cumpla el papel que le ha sido genéticamente asignado (es decir, procrear). Esta es una de las fuentes principales de la disfunción sexual femenina.

La doctora Helen Kaplan, reconocida sexóloga de Nueva York, no se queda atrás al afirmar que el 8 al 10 % de la población femenina nunca ha experimentado el orgasmo, en tanto que el 90 % aproximadamente lo logra, pero apenas la mitad llega al clímax durante el coito sin estímulo clitorídeo adicional.

Shere Hite investiga la sexualidad de 3000 mujeres, y las cifras a las que arriba son reveladoras: más del 70 % de los casos no llega al orgasmo sólo por penetración.

El doctor Seymour Fisher preguntó a 300 mujeres qué escogerían si se les diera a elegir entre la estimulación clitorídea y la estimulación vaginal. El 64 % optó por la estimulación clitorídea, mientras que el 36 % restante eligió la estimulación vaginal.

¿De dónde surge, entonces, la creencia de que un estímulo diferente de la penetración es un déficit de la relación sexual? Fue muy importante en estas investigaciones escuchar la voz de la mujer.

A pesar de estos estudios aún falta dar muchos pasos en este camino. No azarosamente la consulta femenina más frecuente que escucho en mi consultorio se refiere a la dificultad para lograr el orgasmo en el coito. Sin duda, el desconocimiento, la prohibición cultural del placer y la falsa homologación de su sexualidad con la del varón pesan aún mucho en nuestra sociedad.

La invito a que usted busque la realidad de su sexualidad de mujer a la luz de su propio sentir, contando con todo el bagaje de la información científica que aquí le brindo.

Narración del primer encuentro

Distintas edades, distintas historias, distintas expectativas y un mismo drama.

Allí están en una habitación amplia; hay almohadones aquí y allá esparcidos sobre la mullida alfombra. El lugar es cálido y la luz suave. La música de Vangelis deja afuera la inquietud de la ciudad.

Acomodadas en el piso, forman una ronda. Me siento entre ellas, incluyéndome. Una mirada expectante sobre mí. Para romper el hielo las invito a presentarse.

Comienza Patricia, y ese rasgo de valentía confirma la impresión que tuve en la entrevista previa: está muy convencida de hacer todo lo necesario para alcanzar el placer sexual.

—Mi nombre es Patricia —toma la palabra sin dejar de arrojar pequeños trozos de madera al fuego—, tengo 45 años y estoy separada hace doce, más o menos. Tengo dos hijos ya creciditos, de 19 la nena y de 22 el varón. Yo era secretaria y cuando me casé, a los veinte años, largué todo. Por él. Aunque él me atraía muchísimo, nunca sentí nada en la cama. Se lo dije, también al ginecólogo, pero ninguno le dio importancia. En realidad, ni sabía qué debía sentir. Después, me separé y estuve con varios hombres, pero siempre fue lo mismo. Ahora, aunque no tengo un tipo estable, igual quiero hacer este tratamiento.

—Hasta ahora, ¿nunca volviste a consultar?

—Sí, después de separada, cuando me di cuenta de que con los otros también me sucedía. Me traté con un analista hombre, con el que no me sentía muy cómoda para hablar de mi falta de orgasmo. Estuve un tiempo con él. Hace poco

leí en un diario un artículo de Sonia que me conmovió. Me dije: "Tengo que hacer algo por mí". Ese mismo día llamé por teléfono. Tuve una entrevista y aquí me ven.

—Yo soy Andrea. Tengo 20 años. Tuve orgasmo pero de otra manera, no como se debe. Eh, cómo decirlo, sólo por caricias, ahí. Caricias mías o de Maxi, mi novio.

—Yo vengo sobre todo por mi hija —dice Alicia.

—¿Por tu hija? —se asombra Andrea.

—Sí, porque tengo una hija, Pamela, de 16 años. Hace un tiempo entré al baño y la sorprendí tocándose. Estaba desnuda. Sentí vergüenza de verla tan expuesta en ese estado. Se lo conté a Raúl, mi marido, y él, nada. No sé bien qué pasó, pero eso cambió mi vida. Me di cuenta de que es toda una mujer. El tiempo pasó muy rápido para mí. Por eso estoy acá. Ah, no me presenté, me llamo Alicia, tengo 50 años.

Pero no sólo las palabras sino los silencios son significativos. No a todas les resultará sencillo exponer su caso como lo hicieron ante mí en la entrevista. No me preocupo, sé que el grupo las irá ayudando a poder expresar sus conflictos.

—Yo soy Violeta.

—Me llamo Judith, tengo 26 años. Estoy casada.

—Mi nombre es Loty. Soy médica, pero de sexualidad no entiendo.

—Mara, tengo 32 años y estoy separada. En una etapa busqué tratamiento psicológico para mejorar mi sexualidad. Fue inútil. A veces me masturbo y así logro el orgasmo. Pero considero que eso no es normal y que debo tener placer con un hombre.

—Soy Cristina. Con mi marido estamos al borde de una separación por mis problemas sexuales. Esta es mi última oportunidad para arreglar lo nuestro. Me empujó a venir Romina —Cristina me mira— , una amiga que se trató con vos y le fue bárbaro.

Ya termina la ronda y llega mi propio turno.

—Soy médica y psicoanalista. Estoy casada, tengo un hijo. Siempre me preocupó el sufrimiento de las personas que no podían gozar de su sexualidad. ¿Cómo podía ayudarlas? Ni la medicina, ni el psicoanálisis me daban la posibilidad de informar y producir efectos concretos en un tiempo justo. La sexología me lo permitió. La sexualidad es un don que nos otorga la naturaleza. Ayudar a gozarla es un trabajo que me ha producido muchas satisfacciones. Estoy contenta de hacerlo.

Les explico a continuación la dinámica de cada reunión en la que habrá un primer tiempo de trabajo corporal, que servirá para sentirse más cómodas, conectadas con el cuerpo. Un segundo tiempo, informativo, en el que les explicaré el tema desarrollado en cada capítulo. Y un tercer tiempo dedicado a las tareas para la semana.

Subo el volumen de la música para comenzar el trabajo corporal. El movimiento ayuda a concientizar el cuerpo y las rigideces que la cultura nos impone. Sobre todo, la pelvis, el área de la sexualidad, suele estar encorsetada, sin libertad. Jugar con el cuerpo, perder el temor al ridículo, genera alegría y bienestar.

Les sugiero dejarse llevar por la música. Los pies descalzos y bien plantados en el suelo. El movimiento es circular, primero los hombros, arriba, abajo, adelante y atrás repetidas veces. Ahora la cintura y luego la cadera en un movimiento que recuerda el hula-hula de la infancia.

Tomadas de la mano, formando una ronda que se acerca y aleja del centro, que gira rápido, más rápido, cada vez más rápido. Alguien trastabilla pero hay que seguir porque la ronda sigue. Se miran, sonríen, hay cierta complicidad y vergüenza en esa risa.

—¡Qué locas!, dice Judith.

Me aparto y bajo lentamente la música. Observo complacida al grupo, las risas escuchadas en la ronda las aproximan. Ahora será más sencillo entrar en el tema de este encuentro.

—Vamos a hablar de aquello que nos reúne. Háganme todas las preguntas que se les ocurran—. Al principio es sólo mi voz, pero a medida que el diálogo se enriquece, varias se animan, y van contando retazos de sus historias.

—¿Qué es la frigidez?— Andrea hace la pregunta clave.

—Se llama frigidez al caso de una mujer que nunca ha experimentado ni deseo, ni excitación, ni orgasmo. Es una situación extrema, tanto que en mi experiencia nunca encontré alguna.

—Sonia, ¡sabés las veces que me llamaron frígida!— exclama Mara sorprendida.

—Bueno, de aquí en más le decís: "Flaquito, atenti, preorgásmica, que suena mucho mejor"—. El humor de Andrea y sus gestos distienden el ambiente.

—Yo sí soy frígida —dice Violeta— por lo menos ahora, porque antes, con mi marido, que fue también mi primer novio, nos besábamos, nos acariciábamos. El me tocaba. Yo me excitaba mucho y tenía varios orgasmos.

—Entonces no sos frígida —la interrumpo.

—Sí, soy —insiste Violeta— porque toda esa excitación, esas ganas, cuando tuvimos relaciones se evaporaron. Me llevé una gran decepción. El también estaba decepcionado y enojado, como si yo le hubiese fallado en algo. Y no sé qué me pasó pero no me gusta y no me pasa nada. A veces accedo a darle el gusto, pero cada vez ocurre menos.

—Quizá se deba al desconocimiento de tus zonas sensibles. Durante la penetración no hay suficiente estímulo en el clítoris, como seguramente tenías en los juegos previos. Si desaparece el estímulo en el lugar sensible, obviamente desaparece la excitación.

—Yo nunca tuve orgasmos —dice Cristina— y en realidad podría declararme frígida porque no siento nada. Tengo 30 años y desde los 18 tengo relaciones. Casi no tengo esperanzas de que me puedan ayudar.

—¿Nunca te excitaste?— le pregunto para aclarar lo que dije antes.

—¡Sí! Antes me ocurría, con mi primer novio y con Fernando, mi marido, pero eso fue hace mucho tiempo. Aunque no tenía orgasmos me encantaba todo lo que hacíamos. Y después...

—¿Después, qué?

—Después de un tiempo de convivencia... no sé, dejé de sentir.

—Ahora te pasa esto pero si antes sentías está claro que es posible recuperarlo.

Cristina alza los hombros, escéptica.

—¿Y por qué antes se excitaba?— pregunta Alicia.

—Porque en los juegos previos las caricias se demoran en zonas muy sensibles de la mujer, como los pechos, los pezones y el clítoris —contesto—. El tiempo que se dedica al cortejo suele ser más extenso en esos casos y no existe la presión por la penetración —agrego—.

—Y además, no se te abalanzan encima—, interviene Mara.

—Hay preparativos. Yo me acuerdo de que cuando estaba casada, mi marido llegaba tardísimo y ahí nomás quería tener relaciones y dormirse —recuerda Patricia—. Cuando nos separamos y empecé a salir con otros, me encantó volver a arreglarme y encontrarme con hombres que venían dispuestos a cortejarme.

Los casos de Cristina, de Violeta y de Patricia, como el de tantas mujeres que me consultan, confirman que una de las causas fundamentales de la disminución o de la ausencia de deseo es la insatisfacción reiterada. Sin embargo, pa-

san años antes de que pidan ayuda. Por eso me alegro tanto cuando una joven de 20 años, como Andrea, se suma a estos grupos.

—¿Yo, qué clase de preorgasmia tengo? Porque llego al orgasmo cuando me masturbo, y también con las caricias de Maxi, mi novio, pero nunca lo logro con la penetración.

Hay distintas clases de preorgasmia: primaria cuando nunca ha existido el orgasmo ni en coito ni por caricias propias o de otra persona; secundaria, cuando ha existido orgasmo antes y por algún motivo se ha perdido. La preorgasmia situacional es cuando existe orgasmo en algunos casos y en otros no.

Esta clasificación despierta la inquietud de varias.

—¿Entonces, yo?— se impacienta Andrea.

—Tu preorgasmia es sólo en coito, y se debe a que durante la penetración la estimulación no es la adecuada.

—Yo me siento bien, pero me pregunto si no me estaré perdiendo algo especial. Cuando él me penetra, yo en general ya llegué y si no, después que él acaba me besa hasta que lo consigo.

—¿El haberte masturbado durante la infancia —pregunta Mara— puede ocasionar algún daño físico que origine la ausencia de orgasmo en el coito?

—Vamos a tratar el tema de la masturbación en la próxima reunión. Pero te aclaro que es muy raro encontrar anorgasmias de origen físico —le informo.

Han dicho ya muchas cosas de ellas mismas. Hay quienes les va a costar más de una reunión compartir su intimidad. Pero, sin duda, lo que cada una ha hablado ha movilizado a aquellas que se mantienen un poco al margen.

Antes de fijar los objetivos será necesario que cada una se ubique en relación con su problemática. Para ello he preparado una guía, que estoy ya distribuyendo. Les sugiero que se tomen un tiempo para leerla atentamente y busquen dentro de ellas mismas las respuestas.

—¿Acá lo tenemos que hacer? —hay algo de reproche en el tono de Judith.

—Yo no puedo —agrega Mara.

Las tranquilizo: sólo vamos a leerla para ver si están claras las consignas; podrán contestarla en sus casas.

¿Por qué tanta inquietud? ¿Qué viejos trastos de la vida de cada una agitan estas preguntas? ¿Qué historias deberán desempolvar para cumplir con la sugerencia?

Después de la explicación de las otras tareas nos despedimos hasta la próxima semana.

Ejercicios

Ejercicio primero: la guía

Usted tiene un problema con su sexualidad, lo siente o se lo hacen sentir. Conteste esta guía que la ayudará a saber dónde está usted, aquí y ahora.

1. ¿Siente normal su cuerpo y las manifestaciones que de él surgen?

2. ¿Qué la lleva a buscar el orgasmo?:
   a. insatisfacción propia,
   b. insatisfacción del compañero,
   c. la "moda",
   d. la curiosidad,
   e. otras causas.

3. ¿Qué pasa con sus sensaciones?:
   a. puede reconocerlas,
   b. confía en ellas,
   c. las respeta,
   d. trata de ignorarlas.

4. ¿Cómo imagina el orgasmo?

5. ¿Cómo cree que podría enfrentar su problema sexual?
   a. hablando de ello con otras mujeres,
   b. hablando de ello con su compañero,
   c. iniciando otro encuentro sexual,
   d. leyendo libros sobre sexualidad
   e. consultando a un especialista.

6. ¿Si tiene compañero le diría que usted está leyendo este libro para lograr el orgasmo?

Sí **No**

En caso afirmativo, ¿cómo le parece que él reaccionaría?:

a. estimulándola a seguir sus pasos,
b. ignorando que usted busca ayuda,
c. pidiéndole que comparta con él lo que usted está aprendiendo,
d. reprobando su decisión.

7. ¿Qué espera del cambio que va a producirse en usted?:

a. disfrutar de su sexualidad,
b. tener una sexualidad normal,
c. no tener más conflictos con el compañero,
d. transformar su vida entera.

Ejercicio segundo: el contrato

Ha llegado el momento de establecer el contrato consigo misma pues ya está en condiciones de hacerlo. Escriba en una frase el objetivo que se propone alcanzar. Usted está comprometida consigo misma a lograrlo. En el transcurso de este camino, que vamos a recorrer juntas, en los momentos en que se encuentre perdida, le servirá de guía.

Ejercicio tercero: el diario

Prepare un cuaderno que funcionará como mudo compañero de tareas, al que llamaremos "Diario personal". En él escribirá aquello que surja en respuesta a la tarea, o nuevas sensaciones, o cualquier otra cosa que usted sienta necesidad de compartir. También será útil consignar en él la evaluación de cada tarea realizada. Esta es una eficaz manera de conocer sus avances y sus retrocesos.

Guarde su diario en un lugar al que nadie pueda acceder. Así podrá escribir en él todo lo que quiera con garantía de privacidad.

Ejercicio cuarto: el músculo sexual

Para mejorar la respuesta sexual e incrementar el placer es conveniente fortalecer sus músculos sexuales, es decir, los pubococcígeos (los que cortan la salida de la orina).

Los pubococcígeos se contraen involuntariamente durante el orgasmo. Tonificar estos músculos le permitirá una respuesta orgásmica más intensa.

El ejercicio consta de dos fases y debe repetir diez veces cada una, dos veces por día:

1. Una contracción de dos segundos, seguida de una relajación de dos segundos. Le será útil contar: un-dos, en la contracción y un-dos, en la relajación.
2. Esta fase se caracteriza por la rapidez: una contracción rápida, debe continuar con una relajación rápida.

Ejercicio quinto: creando el ambiente

Elija un lugar confortable donde pueda estar muy cómoda a solas, sin interrupciones. Erotice el cuarto: ubique algún objeto novedoso, como espejos, saumerios, flores; ilumine el lugar gratamente y seleccione la música que le gusta. Siempre encontrará algo, aunque sea un pequeño detalle, que creará la atmósfera adecuada para sentir ese cuarto suyo, para su placer.

Ejercicio sexto: el baño

Prepare un baño cálido con sales o aceites. Dispóngase a disfrutarlo con tiempo, a gozar del contacto de su piel con el agua. Relájese.

Este ejercicio puede ser compartido con su compañero.

Ejercicio séptimo: observación del cuerpo

Póngase de pie frente a un espejo y observe todo su cuerpo. Deje las críticas de lado. El objetivo es conocerlo de verdad, olvidándose de los conceptos comunes de belleza.

Imagínese que lo mira por primera vez, que no tiene un juicio previo acerca de él. Usted quiere saber cómo es, qué color tiene su piel, y cómo cambia en las distintas zonas, cómo es su textura, su temperatura. Obsérvese parte por parte, centímetro a centímetro. Descubrirá zonas en las que no ha reparado nunca.

Es su cuerpo, conózcalo.

Ejercicio octavo: exploración genital

Sentada, con las piernas dobladas y abiertas, ubique un espejo de manera de mirar cómodamente sus genitales.

Observe bien su vulva, reconozca los *labios externos e internos*, el *clítoris*, la *entrada vaginal* y el *meato urinario*. Más atrás verá *el periné*, y finalmente *el ano*.

2

La masturbación

Si la mujer se ha visto obligada a ocultar la facilidad con que puede llegar al orgasmo durante la masturbación, entonces resulta que la definición de sexo que la acompaña es sexista y ligada a la cultura.

SHERE HITE,
Mujeres y amor

Los primeros juegos, las caricias y los contactos con el propio cuerpo son el modo habitual de conocer los mecanismos íntimos del placer de cada individuo. De esta forma se ensaya, se prueba y se descubre el deseo y la manera de satisfacerlo.

Se denomina masturbación a la capacidad de producirse estímulos con el fin de obtener placer sexual.

La masturbación es una estación necesaria y fundamental del desarrollo erótico. Casi todos hemos pasado por ella. Aquellos que no lo hicieron suelen presentar dificultades en el goce de su sexualidad. La masturbación comienza generalmente en la infancia, se intensifica en la adolescencia y disminuye —relativamente— con la aparición de las relaciones sexuales. (Relativamente, porque la mayoría de los individuos adultos se masturban aunque mantengan relaciones sexuales frecuentes.)

En la terapia sexual recomiendo la masturbación como un instrumento útil para el aprendizaje de la sexualidad. En este punto coincido con la gran mayoría de los sexólogos que afirman que las propias caricias, al buscar los estímulos que resulten excitantes, son el primer paso para el logro del orgasmo.

Los más recientes estudios acerca del éxito en las relaciones sexuales femeninas son bien claros. Los rasgos que caracterizan a las mujeres satisfechas con su sexualidad son: expresar lo que les gusta y lo que no les gusta en el encuentro sexual, dar indicaciones para lograr lo que quieren, ser activas, la iniciativa de la relación puede ser de ellas o de sus compañeros, no piensan que la sexualidad es algo que "está mal".

Por el contrario, las mujeres con pobre satisfacción sexual tienen actitudes "tradicionales", es decir: son pasivas, no hablan de la sexualidad ni de lo que les gusta, son incapaces de iniciar un encuentro sexual, están más interesadas en la satisfacción del compañero que en la propia.

Shere Hite, una destacada estudiosa de la sexualidad femenina, propone averiguar qué es lo que produce placer a las mujeres y, desde allí, definir la sexualidad femenina. En el *Informe Hite*, la masturbación ocupó un lugar conspicuo. Tal vez porque la mujer puede sentirse natural y no tiene que adecuarse al juego del otro en la masturbación, se expresó muy libremente al respecto. En ese sentido, la masturbación se transformó en un interesante punto de análisis para definir la sexualidad femenina. Siempre se la había definido a partir de la sexualidad masculina. Grave error. La sexualidad femenina no es mejor ni peor que la masculina, *es diferente*. Pregúntenle a una mujer qué siente cuando se masturba y será muy clara. No así cuando trata de definir su sexualidad con respecto al compañero; entonces, se torna ambigua, confusa.

"Pero no es el placer a solas lo que estoy buscando", se dirá usted, ya molesta, en este momento. Lo que *usted* quiere es gozar con su compañero. De acuerdo. Pero convengamos que esa mirada anhelante que le exige el orgasmo que usted aún no pudo alcanzar, no la ayuda mucho.

El lo quiere y ya; usted también, pero quizás haya que esperar. A solas le será más fácil tocarse, sentir, insistir, tomarse todo el tiempo necesario para llegar al orgasmo. Una vez que sepa cómo conseguirlo, le será más sencillo alcanzarlo con su compañero.

La condena social

La masturbación es una de las prácticas sexuales más condenadas por la sociedad judeo-cristiana.

El motivo principal de la condena es que no está al servicio de la procreación. Es el placer por el placer mismo.

De la masturbación se ha dicho de todo: que es pecado, que hace crecer pelos en las manos, que produce idiocia, esterilidad, impotencia, nerviosismo. Claro que todo esto se dijo acerca de la masturbación masculina. De la femenina, nada se dijo. ¿A ellas no les crecerían pelos ni verrugas? ¿Para ellas no era pecado? O simplemente se dio por descontado que la masturbación es cosa de varones, nunca de mujeres. Una manera más de negar la sexualidad femenina.

A pesar de las condenas y los silencios, la masturbación es practicada por varones y mujeres.

Busque en su memoria, vaya a aquellos juegos de la adolescencia en los que usted descubría el placer del contacto y las distintas sensibilidades de su cuerpo. El deseo sexual se estaba manifestando. Ya entonces, aun cuando no supiera su nombre, usted, probablemente, descubrió su clítoris y su exquisita sensibilidad. Pero estas experiencias estaban ligadas a su intimidad. ¿Con quién hablar de ello? ¿Sería usted la única a quien le sucedía? ¿Cuántos años habrían de pasar antes de que alguien le pusiera nombre, *masturbación*, a eso que usted experimentaba entonces?

Sé de muchas mujeres que renunciaron a la masturbación y al orgasmo por temor a que aquello que sentían fuera anormal.

El velo que envuelve a la masturbación femenina es rasgado, en alguna oportunidad, en voz baja y expresión avergonzada. En mi profesión resulta difícil eludir el tema. Quisiera compartir con usted algunos testimonios de mujeres que he escuchado, con los que tal vez pueda sentirse identificada.

"Mis mejores orgasmos son por masturbación. Cuando me casé, temía decírselo a él. No sé por qué se lo conté; fue ese día en que sentí que no podía más con esa situación: nunca tenía orgasmos con él. Al principio reaccionó mal, como si lo hubiera ofendido, pero insistí y él descubrió entonces que le gustaba verme acariciándome. Ahora, a veces, me acaricio yo, otras, lo hace él y siempre logro el orgasmo."

"Mi mayor sensibilidad está en el clítoris y se extiende a la vagina cuando ya estoy bastante excitada. Así que siempre me acaricio, ya sea a solas o cuando estoy con un hombre."

Notables son algunos testimonios de recuerdos de la infancia:

"Tenía ocho años cuado comencé. Lo hacía en mi casa,

en la escuela, aunque sólo supe cómo se llamaba quince años después, cuando se lo comenté, muerta de vergüenza, a la ginecóloga que estaba atendiéndome en mi primer embarazo."

"Cuando me daba esos revolcones con mi osito de peluche tendría unos nueve... diez años. Mis sentimientos eran la suma de un placer intenso y el miedo a que me descubrieran. Cuando tuve una infección de tenia saginata me aguanté las molestias, que no eran ni pocas ni agradables, porque estaba convencida de que mi interior se estaba pudriendo por aquellas prohibidísimas diversiones. Ay, cómo me picaba. Cuando mi hermano contó que a él también le picaba, descubrí que mi cuerpo no se estaba disgregando."

También la masturbación de mujeres adultas está connotada por sentimientos de suciedad o denigración. Incluso aquellas que parecieran estar cómodas y alcanzar un buen nivel de satisfacción no pueden dejar de sentirse solas y culpables: "Invariablemente, siento que estoy claudicando si me masturbo, algo así como si estuviera condenándome a quedarme sin pareja. Y, lo que es peor, como si al masturbarme estuviera renunciando a ese *otro buen placer* al que debo acceder".

Un camino para el aprendizaje de la sexualidad

La masturbación es un camino efectivo para el aprendizaje de la sexualidad. Por medio de ella la mujer descubre su clítoris, el órgano más sensible del aparato genital femenino. Pero no sólo el clítoris, todo su cuerpo es sensible. Hay que descubrirlo. Le asombrará un día su capacidad para erotizar su cuerpo entero, descubrir sus mecanismos y experimentar el placer, para entonces compartirlo con su compañero.

Para aprender a sentir es indispensable prestar atención a aquella mínima sensación que usted experimenta, sin menospreciarla. Déjela crecer, hágala suya. Comience a disfrutarla. Deje de lado los comentarios ajenos, aquellos que dicen qué y cómo se debe sentir. Nadie más que usted sabe de su propio placer.

Si usted es sensible a la caricia en el clítoris, pero imagina que su placer sólo debe centrarse en la vagina, está desoyendo su cuerpo, ignorando lo que siente y pretendiendo sentir algo ajeno. Usted está escuchando otras opiniones, otras voces, no la voz de su propio cuerpo.

Narración del segundo encuentro

Las primeras en llegar se acercan a las tazas de café y charlan animadamente. Ha pasado la primera semana y el tema sobre el que gira la conversación son los ejercicios que les di. No intervengo, deliberadamente; seré una más entre ellas hasta el momento indicado. Las observo sin hacérselo notar. Distintos gestos, distintas actitudes: entusiasmo en el rostro de Patricia; enojo, en el de Violeta; reserva, en el de Loty. Alicia y Mara se muestran más esquivas en sus expresiones. Ellas también, como yo, observan. Se miran, sonríen, parecen querer decir algo, pero se detienen. La atención se fija en Andrea, que está contando al grupo el resultado de sus tareas.

—Me fue bárbaro, hice todo. Lo que más nos copó, a Maxi y a mí, fue el baño. Nos demoramos un montón y nos encantó. El vive tocándome y yo me dejo hacer, pero esta vez sentí placer en tocarlo.

Imposible desentenderse de los murmullos de Patricia, que insiste a Violeta para que nos cuente.

—Estaba haciendo el ejercicio de observación de los genitales y me sentía cómoda, como hace mucho no me sentía. Tuve ganas de tocarme y me excité, pero me pareció que era mejor esperar a mi marido. Cuando él llegó, le propuse el ejercicio del baño. Le encantó la idea. Lo preparó con sales, calentito y cuando estuvo listo, me llevó. El baño estuvo bien pero cuando terminó..., me empezó a secar y... ¡él estaba tan caliente! Ahí nomás quiso tener relaciones y cuando le dije que no, se enojó. Al final, como siempre, terminamos peleados: él furioso, y yo, llorando.

Un pesado silencio acompaña el sufrimiento de Violeta. Puedo darme cuenta de la pasividad asumida por ella en la propuesta anterior: él prepara el baño, él la lleva, él la seca. Y ella sólo se deja hacer.

—¿Qué te hubiese gustado que ocurriera allí, en el baño? —le pregunto.

La sorpresa de su gesto y el silencio son suficientemente elocuentes. Violeta desconoce lo que desea. Finalmente, sólo una protesta:

—Lo que me molesta es que él lo único que quiere es penetrarme. Ya no es como antes.

—No te quejes, al menos te preparó el baño y jugó un rato con vos —dice Mara—. Yo no tengo quien lo haga.

Recuerdo cuando conocí a Violeta y a Néstor. En la primera consulta relataron los prolongados juegos eróticos del noviazgo, juegos cargados de deseo y satisfacción.

—Decís que él ya no es como antes —busco comprometerla—. ¿Y vos? Porque vos sos el 50 % de la pareja. ¿Vos no cambiaste?

—Nosotros dos somos los mismos. Sin embargo, ahora, yo me siento paralizada con él. ¡Antes era tan distinto!

—El otro día nos contaste que esa excitación de los primeros tiempos, que incluso te llevaba al orgasmo, desapareció, ¿cuándo?, ¿cuando te casaste?, ¿cuando tuvieron la primera relación sexual completa?

—Bueno, eso pasó al mismo tiempo. Antes de casarnos no nos acostábamos.

—Pero tenían relaciones sexuales. ¿Cómo llamás a esos juegos que te llevaban al orgasmo? La relación sexual no es sólo la penetración.

—Sí, claro, es con la penetración que me enfrié. Me llevé la gran desilusión, porque me pareció horrible. Tan distinto de cuando me tocaba antes. Yo estaba totalmente fría, no lograba excitarme con nada. Sentí que había caído en una trampa.

Cristina y Alicia asienten; es evidente que este comienzo sexual tiene alguna resonancia para ellas.

—¡A mí me ocurrió lo mismo! —salta Alicia—. Al principio, con mi marido nos besábamos y acariciábamos durante horas. Después, lo fuimos perdiendo. Ahora sólo queda alguno que otro besito y la relación. Y después, a dormir. A Raúl eso le alcanza. A mí no.

El comentario de Alicia actúa como un disparador; ahora todas quieren participar.

—¡Ah, si en la cama hubiera sentido la mitad de lo que sentía en el zaguán cuando éramos novios! —dice Cristina.

—Lo que ocurre es que durante los juegos te tocan y te besan en los lugares que más te gustan, ¿no? —dice Andrea, buscando complicidad, y las demás asienten—. En cambio, con la penetración, es más difícil sentir. Si desaparecen los juegos, chau, no pasa nada.

Ha llegado el momento de decirles en qué medida el desconocimiento ha colaborado a que las cosas sean así. La gran mayoría de las mujeres se excitan, fundamentalmente, con caricias genitales y corporales durante los "juegos preliminares", como suelen llamarlos. En el momento de la penetración, al desaparecer estos estímulos, la excitación femenina disminuye. ¿Por qué no se atreven en ese momento a solicitar esas caricias o a producírselas ellas mismas? Por el contrario, muchas mujeres aceptan que sea cómo, cuándo y tanto quiere el varón, resignando su propio placer. Temen que por un comentario de ellas pueda perderse la oportunidad del encuentro o, peor aún, el amor del compañero.

—Pero los varones no son iguales a nosotras y no necesariamente saben qué hacer para producirnos placer. ¿Por qué no ayudarlos, y ayudarnos, sugiriéndoles dónde acariciarnos? ¿Es que ustedes no pueden decirles: "Me gusta que me acaricies acá, así o asá"?

—Yo, cuando me atrevo, lo hago. Pero en general los tipos son reacios, te miran con lástima. Y una afloja porque por ahí, da miedo insistir —comenta Mara impotente.

—En seguida te dicen que no te entregás, que querés tener la manija —la apoya Cristina.

—En la palabra "entrega" hay un tufillo de sometimiento —les digo—. El varón está tan acostumbrado a tener el poder que cuando la mujer expresa lo que desea siente atacado su lugar privilegiado.

Percibo una inquietud general y las invito entonces a pasar al movimiento.

—Libérense de los zapatos y de todo aquello que moleste —les digo—. Dejen las solemnidades acostumbradas y busquen disfrutar del juego con el cuerpo. Hoy la consigna es bailar como lo sientan. Escuchen la música, ábranse al sonido y permitan que el cuerpo se mueva.

Cada una se mueve de una forma diferente. Cada una en lo suyo se deja llevar por la música y sus sensaciones.

—Sentí que volaba —dice Andrea cuando la música termina.

—Ahora, recuéstense sobre el piso, cierren los ojos, perciban el aire entrando y saliendo del cuerpo.

Es la posición adecuada para realizar un ensueño dirigido, es decir, un juego de visualización.

—Imaginen una pantalla delante de cada una. Traten de verse en esa pantalla. Vamos a ir lejos, muy lejos, a aquel momento en que descubrieron por primera vez el erotismo en su cuerpo. Lo hago presente, lo proyecto en mi pantalla mental. ¿Cuántos años tengo? ¿Es primavera?, ¿verano? ¿Dónde estoy?, ¿en mi cuarto?, ¿en aquella playa? ¿Hay alguien más?, ¿quién? ¿Qué tengo puesto?, ¿un camisón?, ¿un traje de baño?, ¿aquel vestido? ¿Qué sentía entonces?, ¿puedo sentirlo como aquel día? Me sumerjo en aquella sensación, lo dejo ser en la pantalla, soy yo. Me encuentro con lo que sentí entonces, lo siento ahora, sí, lo puedo sentir.

Durante unos minutos permanezco en silencio y las ob-

servo: Loty se mueve inquieta, abre los ojos; Andrea sonríe; Patricia está muy distendida, se diría que flota en el espacio.

—Despídanse ahora de ese recuerdo. Ya no es la primera vez, es la última. En la pantalla me veo a mí misma pero ahora, la última vez que acaricié mis genitales. ¿Cuándo fue?, ¿ayer?, ¿hace un año? ¿Dónde estaba? ¿Cómo estaba?, ¿vestida?, ¿desnuda? ¿Qué siento al ponerme en esa escena? ¿Me gusta? ¿Me siento bien? ¿Gozo? ¿Tengo culpa?

Sólo se escucha la música. Es evidente que Loty ha podido meterse en la escena; Alicia parece estar disfrutándola.

—Aléjense de ese recuerdo. Ya no se trata del pasado sino del futuro. Un futuro próximo en el que descubro el placer del contacto con mi cuerpo. Imagino el lugar de mis sueños. ¿Cómo estoy? ¿Qué hago? ¿Tengo ropa puesta? ¿Estoy acompañada? ¿Cómo es él o ella? Me dejo capturar por esa fantasía y la vivo unos minutos.

Allí están, tendidas sobre la alfombra. Un silencio cómplice las liga unas a otras. Aquellas que en principio se resistían al ejercicio han entrado totalmente. Sé que pronunciar una palabra en este momento alteraría el gesto de placer de Patricia, la semisonrisa de Andrea. Tendré mucho cuidado en arrancarlas suavemente del ensueño dirigido. Mi voz es apenas un murmullo.

—Vamos a volver, poco a poco, abriendo los ojos, incorporándonos lentamente. Nos vamos a sentar en círculo, nos vamos a mirar, a reconocer. Cuando lo sientan, pueden hablar de lo que vivieron.

Las miro. Loty rehúye mi mirada. Andrea parece no verme. A Patricia se la ve ansiosa por comentar.

—Está bien, yo empiezo. A mí me gustó la experiencia. Puedo compartirla aunque en verdad sería falso decir que me sentí cerca de ustedes, la hice sola... solísima. Lo único que sentí fue la voz de Sonia, pero una voz que no se metía conmigo. Era un modo de llevarme.

—¿Te animarías a contarnos alguno de tus ensueños? —la invito.

—No sé si me atrevo, me da un poco de vergüenza. De los tres momentos, el que más me gustó fue el último —Patricia entrecierra los ojos soñadora.

—Estoy en una casa de montaña. El fuego está prendido, un fuego parecido a éste de la chimenea, y adelante hay una alfombra bien peluda. Estoy con un hombre que no conozco. Me encanta. Estamos tendidos y abrazados, él tiene sólo un slip, y yo tengo un conjunto de ropa interior rojo, muy sexy. Tomamos champán, escuchamos boleros. El tiene el pecho peludo, unas hermosas piernas largas, es delgado. Está excitado. Tengo ganas de tocarlo, imagino su sexo tenso. Me atrevo a hacerlo. Me excita mucho. Estamos un largo tiempo acariciándonos. El me acaricia entre las piernas, me besa el cuello, me besa los pechos, las piernas, los pies. Yo le acaricio todo el cuerpo, lo beso. Descubro que me gusta todo su cuerpo. Bailamos muy juntos, me acaricia por todos lados. Lo siento ahí, todo su deseo frotándose contra mi cuerpo. Siento algo muy fuerte que estalla dentro de mí. ¿Un orgasmo? Todavía no me ha penetrado. Tenemos toda la noche para gozar.

Patricia ha hablado con los ojos cerrados. A esta altura del relato, los abre y al ver a sus compañeras, se frena.

El silencio se instala unos minutos.

—Yo me animo a seguir —dice Cristina—. Tenía como diez años y una bicicleta nueva, flamante. Salí a pasear y me alejé rápidamente de casa, hasta meterme en un camino de un bosque. Pedaleaba fuerte, el viento me cortaba la cara y el pelo, largo, volaba como la capa de... no se rían... como la capa de una princesa. Pero lo que más me gusta es la sensación del asiento entre las piernas, el roce de mi pantalón de franela contra el asiento duro. Un placer que no puedo contarles y que me invadió aquí, hoy. Tuve vergüenza

de pensar que podría notarse lo que me estaba pasando. Tuve vergüenza pero sólo por un momento.

—Yo no pude imaginar qué edad tenía pero es como si me estuviera ocurriendo ahora —dice Alicia—. Me veo sentada en el bidé de mi casa y escucho la voz de mi papá que interrumpe algo que está pasando, que me *está pasando y que me gusta. Después, como en un sueño, aparece mi mamá, que entra de sopetón a decirme que* eso *no se hace. Recién ahora pude recordarlo. ¿Se dan cuenta?*

—Y porque viste a tu hija masturbándose viniste a consultarme —le recuerdo.

—Sí, qué curioso, cómo se repite lo mismo.

—No tomaste con tu hija la misma actitud que tus padres, pero no pudiste evitar sentirte como la adolescente de tu historia. Abandonaste tu vida amorosa, te peleaste con Raúl y renegaste de tus deseos.

El fantasma del daño de la masturbación se cierne sobre ellas. Es necesario ser muy clara al respecto ya que la inquietud más frecuente de los que consultan es si la masturbación puede ocasionar la ausencia de orgasmo.

—¿A qué edad comienza la masturbación? —pregunta Alicia.

—Cuando vemos un bebé en el baño, muchas veces observamos que se toca los genitales con placer. Y cuando crece, es común que la niña sienta placer acariciándose o jugando al doctor. Los adultos reaccionan, a veces, frente a demostraciones de esta clase, con amenazas terribles, que quedan fijadas.

—A mí, en mi casa nunca me dijeron nada, ni me prohibieron nada. Nunca. Simplemente no se hablaba. Pero yo siempre los sentí críticos —agrega Mara.

—A veces, la prohibición existe aunque no se recuerde. Otras veces, basta un gesto, una actitud de los padres. Si ellos tienen inhibiciones en su sexualidad, seguramente las transmitirán.

Paulatinamente la información acerca de la masturbación va surgiendo y desplazando los mitos y temores de estas mujeres.

Antes de despedirlas les doy los ejercicios que a continuación detallaré para usted, lectora.

Ejercicios

Ejercicio primero: pubococcígeos

Los ejercicios de contracción de los pubococcígeos ya le son conocidos. En el capítulo anterior usted hizo diez de cada serie. A partir de ahora incrementará el número de repeticiones pasando a *veinte* de cada uno, dos veces en el día, siguiendo el esquema del anterior.

Ejercicio segundo: aceptación del placer

Este ejercicio tiene como objetivo que usted encuentre por dónde pasa su placer, no sólo en el orden sexual sino en cualquier otro orden de la vida. Quizá sea escuchar música y bailar, pasear por un bosque, leer, acariciarse, extenderse al sol, comprarse un vestido, comer algo rico, reír. Seguramente usted deseó algo pero se dio excusas: que el tiempo no le alcanza, que las obligaciones, hasta que es tonto hacer eso o que le da vergüenza y, sin embargo, a usted le gustaría. Usted tiene una hora para su exclusivo placer, bríndeselo a sí misma, acéptelo. El reconocer por dónde pasa su placer y regalarse una hora para entregarse a él la hará sentirse mejor, con nuevos bríos para encarar las futuras tareas.

Preparación para los ejercicios de autoconocimiento

El momento ideal es aquel cuando los demás de la familia no están en casa. Si ese momento no existe atrévase: cierre la puerta con llave e indique a su familia que, por favor, no la moleste por un rato. Este es su tiempo.

Mientras realiza los ejercicios concéntrese en las sensaciones sin buscar nada más.

Ejercicio tercero: descubrimiento de las zonas erógenas A

Elija un aceite perfumado y páseselo por todo su cuerpo sin apuro, sin pudor, usted está sola, es su cuerpo, está conociéndolo. Concéntrese ahora en la vulva. Acaríciese sin buscar algún resultado especial, sólo así podrá descubrir aquella mínima sensación cuando llegue. Déjela crecer, permítale a su cuerpo expresarse.

Ejercicio cuarto: descubrimiento de las zonas erógenas B

En el ejercicio anterior, usted exploró sus distintas sensaciones genitales. Esta vez irá un paso más allá en esta búsqueda: dibujará en un papel sus genitales en tamaño natural, o mejor aún, del tamaño de una hoja carta.

Una vez completado el dibujo, marque en él las zonas de sus diferentes sensaciones y coloréelas según la particular intensidad.

Algunas mujeres se sienten incómodas al acariciarse. Aprender a relajarse la ayudará a aceptar el placer. Por eso le aconsejo hacer ejercicios de relajación antes de realizar los ejercicios propuestos.

Ejercicios de relajación:

1) Acuéstese con las rodillas flexionadas, los pies separados, apoyados en el suelo. Levante la cola sin despegar la cintura del suelo. Procure levantarla lo que más pueda.

Cuente hasta diez en esta posición.
Repita 10 veces.

2) Estire las piernas apoyándolas juntas en el suelo. Desde esta postura, empuje la pelvis hacia el techo. Perciba la tensión en los glúteos, con el cuerpo inmóvil.
Repita 10 veces.

3) Sentada en el suelo, con las piernas cruzadas (estilo indio) lentamente flexione la columna comenzando por la cabeza, siguiendo por el cuello, la espalda, la cintura, la zona lumbar hasta dejar el cuerpo volcado sobre las piernas. Para volver, enderece el tronco partiendo del último movimiento: alinee primero la zona lumbar, luego la cintura, la espalda, el cuello y por último la cabeza. Acompáñelo con respiraciones profundas.
Repita 3 veces.

4) Una vez completado el ejercicio anterior, en igual postura, realice giros completos con la cabeza. Perciba el peso de la cabeza en cada posición del giro. Haga el ejercicio lentamente.
Repita 3 veces.

3

Los órganos genitales

Uno de los secretos de tocar de forma satisfactoria el cuerpo lo constituye el contacto, desde la cabeza al dedo gordo del pie, de todos los puntos posibles.

JOLAN CHANG
El Tao del amor y del sexo

El famoso misterio de la sexualidad femenina puede atribuirse, entre otras cosas, a que los genitales de la mujer están ocultos, no se ven. Hay quienes pretenden que el misterio debe mantenerse para no quitarle encanto a la mujer.

Sin embargo, ¿a quién sirve y ha servido, históricamente, ese misterio? Al varón. ¿Cree usted que si conoce sus genitales y su funcionamiento perderá el "encanto", será menos deseable?

Es posible sentir que los genitales del varón existen porque se ven, y los suyos, como no se ven, quizá no existan.

Si usted quiere conocer los mecanismos de su sexualidad para poder gozar de ella, ¿cómo ignorar cómo son y cómo funcionan sus órganos genitales?

Usted quiere disfrutar y gozar de la sexualidad con su compañero. ¿Cree que porque usted ve sus órganos genitales lo sabe todo acerca de ellos?

Aun cuando pueda resultar una tarea ardua —y con el riesgo de perder su atención— considero indispensable, en el camino al orgasmo, transmitirle la descripción de los genitales, tanto femeninos como masculinos. Es imposible adentrarse en la sexualidad desconociendo —por un falso prurito— el aspecto fisiológico y anatómico de la sexualidad.

Organos genitales femeninos

Organos externos

La *vulva* es lo primero que vemos: está formada por el monte de Venus, los labios externos, los labios internos, el clítoris y la entrada vaginal.

El *clítoris* aparece como una pequeña prominencia carnosa al frente de la vulva. Es el centro de la excitación sexual femenina y el estímulo principal para desencadenar el orgasmo. La parte visible del clítoris, llamada *glande*, es mucho más sensible que el glande del pene.[1]

El clítoris está parcialmente recubierto por una piel llamada capuchón, que equivale al prepucio peniano. El cuerpo del clítoris, invisible, corre por detrás de los labios externos y forma dos raíces que abrazan la entrada vaginal.

1. En muchos pueblos de Asia y Africa todavía se opera a las mujeres extirpándoles el clítoris para garantizar que no se exciten y que tengan relaciones sexuales originadas exclusivamente por su sometimiento al marido o dueño.

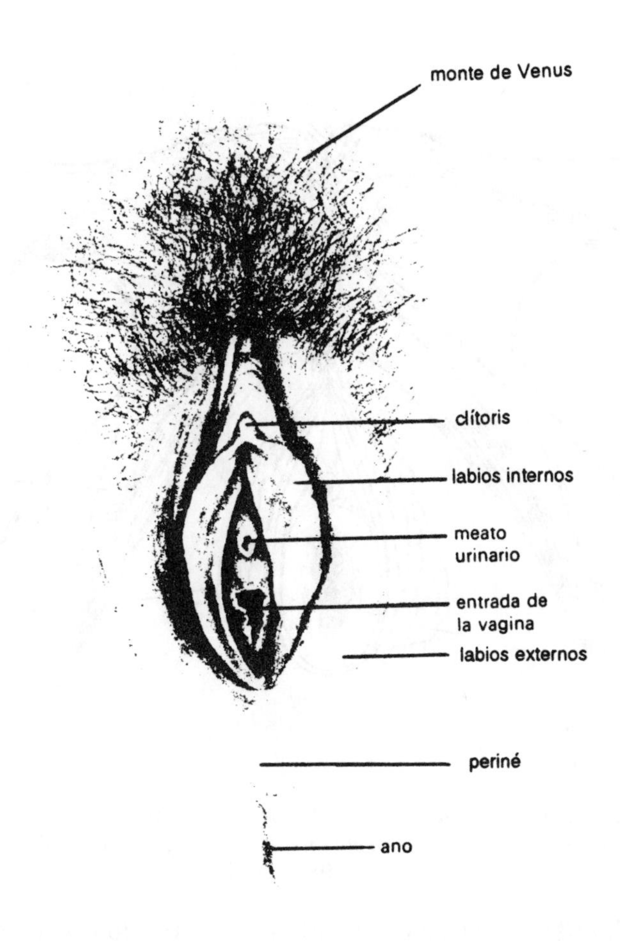

Fig. 1. Los genitales femeninos externos. Reproducido de H. Kaplan, *Making sense of sex*, Nueva York, Simon & Schuster, 1979.

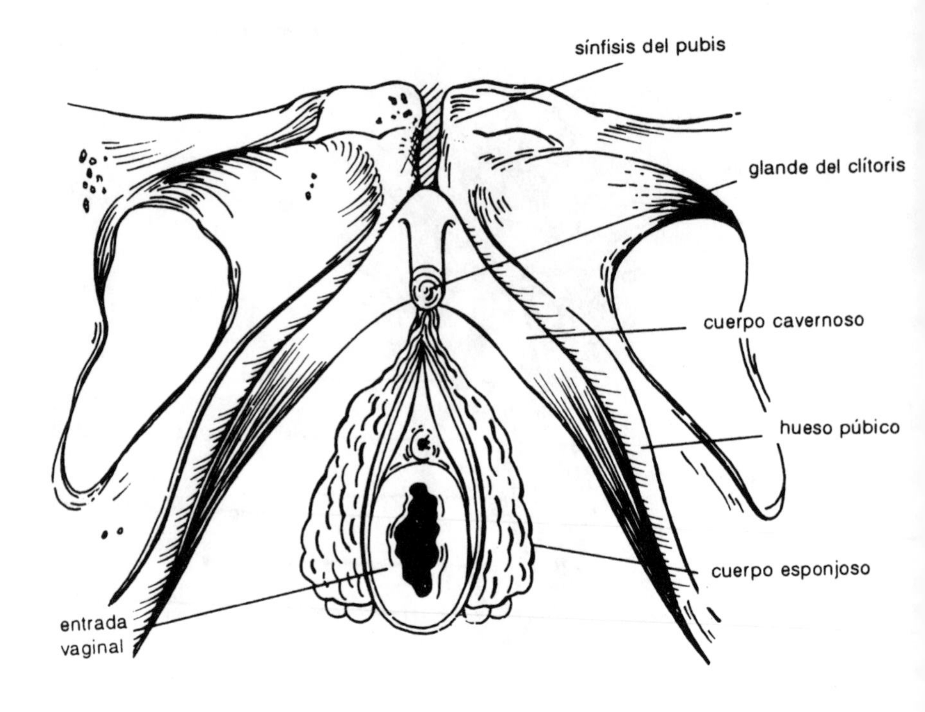

Fig. 2. Las estructuras eréctiles del clítoris. Reproducido de J. Bancroft, *Human Sexuality and its problems*, Edimburgo, Churchill Livingstone, 1989, 2ª ed.

El clítoris está constituido por un tejido eréctil semejante a una esponja que se llena de sangre. Responde a la excitación como el pene.[2] Pero, a diferencia de éste, no está dentro de una vaina que lo contenga; por lo tanto, durante la excitación se expande y adquiere un tamaño que, en la

2. La testosterona, según John Money, investigador que ha estudiado profundamente las características sexuales masculinas y femeninas, es la responsable de la sensibilidad erótica del clítoris y de los pezones.

parte oculta, es aproximadamente treinta veces mayor que en su parte visible. Lo percibimos durante la excitación si observamos cómo se hinchan y tensan los labios externos de la vulva y el tercio externo de la vagina. El clítoris, como el pene, tiene músculos que se contraen en el momento del orgasmo (pubococcígeos).

Rodeando al clítoris y la abertura vaginal se encuentran los *labios internos o menores*, que tienen una fina sensibilidad. Por fuera de ellos, *los labios externos o mayores* que son carnosos y con su cara externa recubierta de vello. Los labios externos se unen por adelante formando el *monte de Venus*, que es una almohadilla de tejido adiposo, recubierta de vello y que cubre el hueso púbico.

Por detrás del clítoris se observa una pequeña abertura que corresponde a la desembocadura de la *uretra*. Está conectada con la vejiga y por ella sale la orina.

Más atrás está la *entrada vaginal*. En las mujeres vírgenes, dentro de la vagina, próximo a la entrada, se encuentra un tejido que la cierra parcialmente: el *himen*. Cuando se producen las primeras penetraciones, el himen se rompe y puede sangrar (pero no siempre).[3]

La *vagina* es un órgano de paredes elásticas, recubierta de una mucosa semejante a la del interior de la boca y rodeada por una capa de músculos. Las paredes son tan elásticas que se amoldan al tamaño del pene durante el coito, o se dilatan para permitir el paso de la cabeza de un niño durante el parto.

La *sensibilidad vaginal* no es homogénea. Si, imagina-

3. Durante años, el himen ha constituido una prueba de la intachable moralidad de la novia. En algunos pueblos se acostumbra a mostrar las sábanas manchadas en sangre de la reciente pareja, como evidencia de la ruptura del himen y de la virginidad de la novia.

riamente, dividimos el canal vaginal en tres partes, el tercio externo es el único sensible. En los dos tercios internos, la sensibilidad es casi nula (son apenas sensibles a la presión).

En la pared anterior hay una pequeña zona llamada *punto G*, a la que se le reconoce, en algunos casos, mayor sensibilidad.

Los *senos* forman parte de los genitales femeninos. Son glándulas (que elaboran leche a partir de sustancias nutritivas presentes en la sangre materna) recubiertas de una capa de grasa, que les da su forma particular. Hay una amplia variedad de formas y tamaños. Constituyen un punto de atractivo ineludible; para algunas mujeres son su fuerte y para otras, la sede de sus inseguridades.

Organos internos

Se denominan *genitales internos* aquellos que no se pueden observar ni tocar: el útero, los ovarios y las trompas de Falopio.

El *útero o matriz* es un órgano del tamaño de un puño, que se abre a la vagina a través del *cuello uterino*. Está constituido por una gruesa capa muscular (miometrio), tapizada en su interior por un tejido muy sensible a las hormonas (endometrio).

Las *trompas de Falopio* unen cada uno de los ovarios con el útero.

Los *ovarios* son las glándulas sexuales femeninas. Tienen una función doble: la producción de óvulos y la secreción de dos hormonas principales (*estrógeno y progesterona*), y otra, cuya importancia en la mujer se ha descubierto recientemente (*testosterona*).

El *estrógeno* es responsable de la maduración, del normal funcionamiento genital femenino y de la aparición de las características sexuales secundarias: el desarrollo de los pechos, el atrayente perfume de los genitales, las características formas del cuerpo. El atractivo femenino, el *"sex appeal"*, depende de la influencia de los estrógenos.

La *progesterona* está íntimamente relacionada con el ciclo y el proceso de reproducción de la mujer.

Hasta hace pocos años, estas dos hormonas, estrógeno y progesterona, eran las únicas consideradas de importancia en el funcionamiento sexual femenino. Las recientes investigaciones sexológicas resaltan la importancia de la testosterona —la hormona característica del varón— en la aparición y la persistencia del deseo sexual en la mujer.

La *testosterona* actúa en los centros sexuales del cerebro femenino, permitiendo el surgimiento del interés sexual hacia el varón y su capacidad de aceptar la penetración. Tiene, pues, una influencia directa sobre la receptividad.

Tradicionalmente, el estrógeno ha sido considerado la hormona femenina, y la testosterona, la hormona masculina, teniendo en cuenta las cantidades presentes en uno y otro sexo. Ahora bien, no porque la cantidad de testosterona sea menor en la mujer, es menos importante que las otras hormonas. Probablemente, el origen de esta creencia haya que buscarlo más allá de lo biológico, de las cantidades de hormonas presentes en cada sexo. Una sociedad que sólo le da importancia a la función reproductora de la mujer y no a su deseo, obviamente considerará más importantes a aquellas hormonas que se relacionan con el ciclo reproductor. Esto explicaría la demora en reconocer la importancia de la testosterona, directamente vinculada al deseo, en la sexualidad femenina.

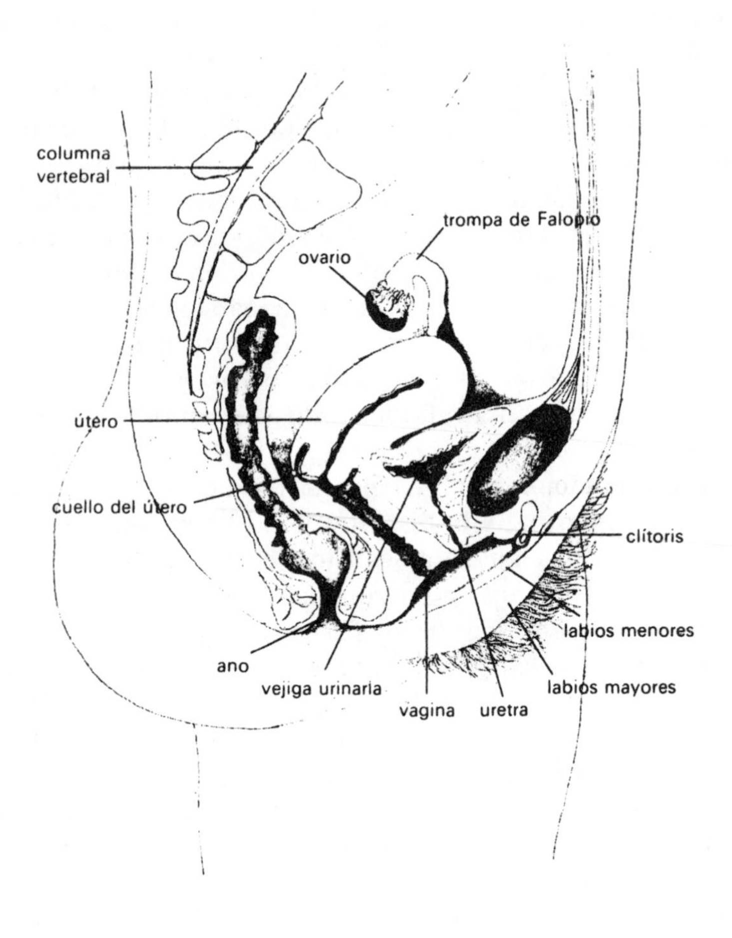

Fig. 3. Genitales femeninos internos. Reproducido de H. Kaplan, ob. cit.

Si ponemos las cosas en su justo punto, ahora que los métodos de investigación se han perfeccionado lo suficiente como para demostrarlo, tanto la testosterona como el estrógeno (independientemente de las cantidades presentes en cada sexo) son necesarios para el normal desarrollo y funcionamiento sexual del varón y de la mujer.

Ciclo en la mujer

El estrógeno, junto con la progesterona, es el encargado de la armonía del ciclo reproductivo: *menstruación, ovulación, gestación y parto.*

Cada ovario tiene en su interior gran cantidad de *óvulos* sin madurar. Cada vez que comienza un ciclo, crece un óvulo dentro del folículo (especie de saco que segrega estrógeno). El estrógeno produce el crecimiento del endometrio del útero y lo prepara para albergar el óvulo por si éste fuera fecundado.

Durante la *ovulación* (que se produce alrededor de la mitad del ciclo), un óvulo sale del ovario y, a través de la trompa de Falopio, llega al útero. Los ovarios alternan su funcionamiento: un ciclo el derecho; otro, el izquierdo.

Una vez producida la ovulación, queda una cicatriz en el ovario denominada *cuerpo amarillo* que produce progesterona durante el resto del ciclo.

El *embarazo* se produce cuando el óvulo se une a un espermatozoide y se implanta en la pared del útero. En ese caso, no habrá menstruación.

Si el óvulo no se une al espermatozoide, seguirá su camino. Quince días después, aparecerá la menstruación.

Menopausia

En la menopausia desaparecen la menstruación y la posibilidad de tener hijos. Entre los 45 y los 55 años disminuyen las hormonas de los ovarios[4] y se detiene el crecimiento de los muchos óvulos restantes en ellos.

En plena capacidad de la mujer, la menopausia comienza a manifestarse con algunos "atrasos" esporádicos que, con el correr de los meses, se convierten en la ausencia permanente de la menstruación.

La ignorancia cierne sobre la menopausia una fuerte serie de amenazas: amenaza de la pérdida del atractivo sexual; amenaza de la disminución de la capacidad orgásmica; amenaza del deterioro psicológico y afectivo; amenaza del deterioro físico.

Ninguno de estos cambios es cierto. Cuando la mujer se siente amenazada por las atrocidades que la ignorancia atribuye a la menopausia, interpreta estos cambios como los signos inconfundibles de su "jubilación" sexual.

Los cambios que sí pueden aparecer con la menopausia se experimentan como golpes de calor (el síntoma más frecuente), incremento del cansancio, inestabilidad emocional, insomnio, vértigo, dolor de cabeza, dolor de nuca. Y, en realidad, algunas mujeres no experimentan cambio alguno.

Originadas por el desequilibrio hormonal, estas molestias pueden ser aliviadas por una medicación adecuada. Con frecuencia, sin embargo, los síntomas son leves y fáciles de sobrellevar. Luego de un tiempo, las molestias desaparecen espontáneamente.

4. La menopausia está determinada por una disminución de la concentración de hormonas femeninas, fundamentalmente del estrógeno.

Organos genitales masculinos

Organos externos

Cuando vemos a un varón desnudo casi todo está a la vista: *el pene y los testículos.*

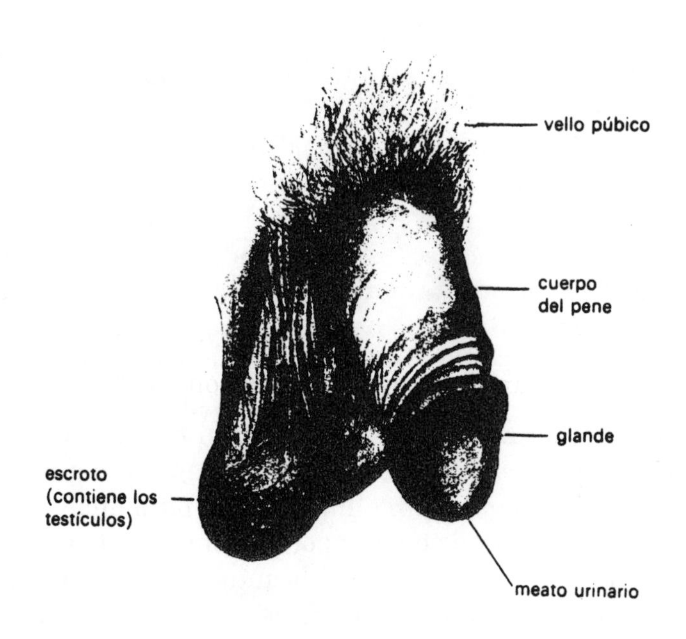

Fig. 4. *Genitales externos masculinos,* Reproducido de H. Kaplan, ob. cit.

El *pene* tiene dos partes: el *glande* (la cabeza) y el *cuerpo*. El glande es la zona de mayor sensibilidad. Está cubierto, cuando no está circuncidado, por una fina membrana llamada *prepucio*. En el glande hay un orificio *(meato urinario)* por el que salen el semen o la orina (nunca los dos juntos).

En el interior, el pene tiene dos estructuras esponjosas y largas que se llenan de sangre (como en el clítoris de la mujer). En la excitación se produce un mecanismo hidráulico: las válvulas de las venas —habitualmente abiertas— se cierran, lo que aumenta la presión de tal modo que el pene se agranda y endurece. La *erección* es el mecanismo que permite la penetración.

El tamaño del pene es un tema que ha dado mucho que hablar… y que callar.

En una encuesta realizada por Kinsey, en Estados Unidos, la inquietud acerca del tamaño del pene ocupaba un lugar destacado. El pene en erección mide entre 12 y 17 cm promedio. Curiosamente, los encuestados atribuían al pene entre 20 y 24 cm, un tamaño, por cierto, bastante mayor que el promedio. Probablemente, la exageración provenga del temor, bastante generalizado, de tener un pene pequeño. Es frecuente entre los varones la competencia por el tamaño del pene como si en su proporción estuviera basada su autoestima. Las mujeres difícilmente admiten que el tamaño del pene tenga alguna importancia para ellas.

Ni la masculinidad se mide por el tamaño del pene ni es absolutamente indiferente para la mujer a la hora del encuentro amoroso. Estas dos posturas están atravesadas por una mitología popular de la que normalmente no se tiene conciencia.

El tamaño del pene es hereditario, tan hereditario como la forma de la nariz o el color de los ojos.

Organos internos

Los órganos de la reproducción masculina son los testículos, el epidídimo, las vesículas seminales y la próstata.

Los *testículos* son las glándulas sexuales masculinas. Están situados en la base del pene y alojados en una bolsa de músculo y piel recubierta de vello (el escroto). Tienen una función similar a la de los ovarios femeninos. En el interior de los testículos existen dos clases de células: las que elaboran los espermatozoides, y las que elaboran las hormonas masculinas, llamadas andrógenos.

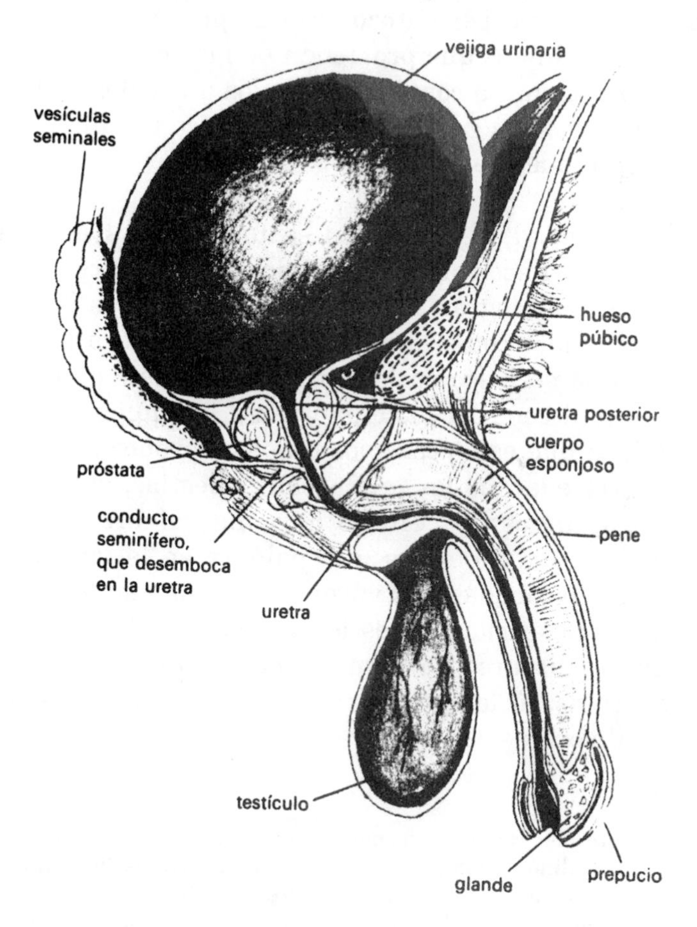

Fig. 5. *Genitales internos masculinos.* Reproducido de H. Kaplan, ob. cit.

Hay varios tipos de andrógenos, el principal es la *testosterona*.[5] También en los varones es necesaria la presencia de estrógenos —hormona característica de la mujer— para el desarrollo normal del varón. Cuando el bebé se está formando, el estrógeno tiene un papel preponderante.

Durante la *eyaculación*, un líquido blanquecino, el semen, sale expulsado por el meato urinario. El *semen* está formado por los espermatozoides que provienen de los testículos y los fluidos que provienen de las vesículas seminales y la próstata. La contracción de los músculos de la base del pene *(pubococcígeos)* es la que produce la salida violenta y a borbotones del semen.

A cierta edad, la capacidad sexual disminuye: las eyaculaciones se hacen más esporádicas y las erecciones son más difíciles de lograr. No hay para los varones una palabra amenazante como lo es la menopausia para las mujeres. Tal proceso físico en los varones no existe de una manera puntual como la menopausia en las mujeres. Lo que no significa que estos cambios que los varones experimentan a cierta edad no les produzcan molestias, sufrimiento, vergüenza, angustia. Pero no hay una palabra para esto. El hecho de que no exista una palabra en la lengua para definir este período en los varones, más que en lo biológico habría que buscarlo en cuestiones sociales. No hace tantos años que el discurso de la mujer ocupa un lugar en la sociedad. Antes, el lenguaje era exclusivamente masculino. De allí tal vez que esa palabra no exista.

5. La testosterona regula la formación y el crecimiento de los órganos sexuales masculinos en la pubertad. Además determina la aparición de los caracteres sexuales secundarios: el crecimiento del vello, el cambio de la voz, la forma masculina del cuerpo. En el adulto, la testosterona regula la elaboración del semen. Está, como en la mujer, directamente vinculada al deseo sexual.

Narración del tercer encuentro

Los perfumes, la música, los sabores, todo debe colaborar a que ellas se sientan bien, cómodas. El sándalo y el aroma del café, las tazas de cerámica pintada, las galletas de avena. En pocos minutos más llegarán, y con ellas, sus historias, sus descubrimientos, sus temores y sus esperanzas. El tercer encuentro. El timbre me saca de mis pensamientos.

Mara, por primera vez, trae ropa verdaderamente cómoda y, cuando se lo hago notar, desfila con mucha gracia y mayor desenfado de lo previsto. Patricia se sienta cerca de Alicia y secretea con entusiasmo.

—¿Alguien quiere hablar antes de comenzar la actividad programada para hoy?

Patricia reacciona como si la hubiera sorprendido en algo prohibido.

—Más tarde, más tarde —se disculpa.

Alicia se reclina, fascinada, para seguir escuchando a Patricia.

—¿Por qué más tarde? —dice Cristina—, no deberíamos tener secretos, creo.

—No es secreto, prefiero esperar un poco.

—Vamos a respetar el tiempo de Patricia. Si nadie necesita decir algo ahora, vamos a comenzar.

Mientras la música crece, cesan las voces. Las dejo liberarse de tensiones con el ritmo antes de transmitirles la primera consigna.

—Vamos a caminar, simplemente caminar.

Caminar es un acto sencillo, todos lo hacemos todos los días. Pero no hay una persona que camine igual que otra. Hay tantas maneras de caminar como personas. Caminar es una manera de estar en el mundo, de plantarse en la vida. Caminar dice de quien camina mucho más de lo que éste quisiera. Allí están las inseguridades, las certezas, el desequilibrio, los deseos, los temores. Observar nuestro modo de caminar puede sernos muy útil. Quizá nuestras inhibiciones estén en esta espalda encorvada, en esa mirada hacia abajo, en aquella rigidez. Nuestra certeza, en el paso que apoya fuerte; nuestra duda, en el paso titubeante. Conocerse es un primer paso que podrá permitir el cambio.

—Presten atención a la manera de caminar, cómo pisan, qué es lo que apoyan primero: la punta del pie, la planta entera, el talón. Cuál es la posición del cuerpo, el estado del cuello, la forma como mantienen la cabeza. Prueben a desplazarse a distintas velocidades, caminen, deténganse. Vuelvan a caminar. Cada una elija la velocidad que prefiera.

Hay quien camina en cámara lenta, quien por observarse caminando parece haber perdido la naturalidad de su modo de andar. Se estudian, se miran, van probándose.

—Hasta aquí estuvieron caminando como lo hacen habitualmente. Busquen ahora formas distintas de hacerlo, inventen gestos, posturas, ritmos. Con total libertad.

La postura corporal refleja, muchas veces, la ambivalencia entre la satisfacción de un anhelo y el temor a concretarlo. Detectar las rigideces corporales y aflojarlas; respirar ampliamente, sin corazas, es una manera de empezar a disfrutar del propio cuerpo.

Nos sentamos en ronda. Es el momento de los comentarios.

—Yo siempre saco la cola —ríe Mara.

—Y si te miran la cola solamente, vos te podés esconder, ¿no?

Mara me contesta con una risa nerviosa.

—Yo me di cuenta de que siempre miro el suelo.

No me extraña el comentario de Alicia. Ella no sabe lo que quiere, está demasiado acostumbrada a darle el gusto a los otros.

—Ahora estoy haciendo algo por mí. Estoy contenta, fue una linda semana. El ejercicio de darse un rato para sí misma me llevó a la guitarra. Antes me gustaba tocar y cantar pero lo dejé cuando me casé... qué raro, porque a mi marido lo conquisté con la música.

—Porque vos también sentías placer. ¿Ya te olvidaste?

—Tenía miedo, creía que no iba a poder. Pero salió lindo, canté y todo.

—Yo le pedí a un amigo, al que estoy viendo, que me haga un masaje —dice Mara—. Fue increíble. Después nos quedamos charlando. Nunca habíamos clarlado así. El es un tipo bárbaro y yo me sentí más cómoda que nunca.

—Te felicito, Mara, porque te atreviste a proponerle a tu compañero algo que te da placer y sentir la satisfacción de ser complacida.

—Antes no me atrevía a pedir. Tenía miedo de que me lo negaran. Pero esta vez me dije: si dice que no, puedo encontrar otra cosa, o él puede proponerme algo que me guste.

—Yo descubrí algo esta semana —dice Cristina—. No se rían: descubrí el clítoris. Tuve que pensar en todo lo que dijiste para atreverme a mirarme. Porque no es fácil. Después de un rato me sentí más cómoda. Fue mejor que el otro día. No tenía idea de cómo era la vagina, así que me metí un dedo. Esta húmeda y tibia. ¿No es increíble? Tanto rollo que me hice y ni siquiera conocía mi vagina.

No, no es increíble, a muchas les sucede.

—A mí, mi sexo... no sé —titubea Loty—, será porque no se ve. Mi marido está cómodo desnudo, yo no, me da vergüenza. Claro que lo de los hombres es más lindo.

—¿Por qué es más lindo? Miren qué hermoso es el nues-

tro —. Violeta muestra el dibujo que hizo de tarea. Es colorido.

—¿Me lo prestás para ilustrar el tema de hoy?

Hablamos de los genitales. Algunas explicaciones mías las asombran: la mayoría desconoce el funcionamiento de sus genitales.

—Cuando estoy muy excitada —dice Andrea— siento que algo se tensa y se pone ultrasensible alrededor de mi vagina, sobre todo cuando Maxi me besa y me acaricia con sus deditos. Me encanta. Es lo que más me gusta. Es fantástico.

—Yo me siento tan distinta de ustedes —Judith frunce la nariz—. Me miré ahí, y no me gustó nada. Pensé: pobres los hombres que tienen que encontrarse con esto. ¡Qué cosa más fea!

No me extraña este tipo de comentarios. El desconocimiento y los prejuicios (que es sucio, que tiene olor, que qué habrá ahí dentro, que no se toca), todo lleva a constituir un imaginario sobre el genital femenino como "algo feo".

—Creo que ahora ya puedo hablar —dice Patricia—. Desenchufé el teléfono, me encerré en el cuarto y me dije: "No estoy para nadie hasta la próxima hora". Trataba de estimularme pero no sentía nada, me aburría. Estuve a punto de abandonar pero quise darle a mi cuerpo la oportunidad y el tiempo necesario. Insistí. Puse un bolero y seguí acariciándome. No sé cómo..., quizás el bolero. Me acordé de algo increíble. Una siesta, hace muchos años. Tenía catorce o quince años, estaba en la cama de mis padres, las ventanas abiertas de par en par. Hacía calor, apenas entraba un poco de aire. Tenía una almohada blanda, de plumas. La abracé con las piernas y empecé a moverme. Recuerdo una fuerte sensación, plena y hermosa —la cara de Patricia se ensombrece—, no sé cuándo empecé a tener miedo de esas sensaciones... El otro día me imaginé que se lo

contaba a ustedes y el miedo se me pasó. Entonces fui a mi cama, me abracé a la almohada, en la misma posición que cuando era chica, y repetí exactamente el movimiento de mi recuerdo, frotándome con todas mis ganas...

—¿Y lo lograste...?

—Síii, sí. Ahí estaban todos los años guardados. Todas las sensaciones. Tuve... un orgasmo.

El triunfo de Patricia es compartido por todo el grupo. Las veo, como nunca hasta ahora, ligadas entre sí, riendo, festejando. El punto alcanzado por Patricia, constituye, a partir de este momento, un mojón para todas.

Ejercicios

Ejercicio primero: pubococcígeos

A partir de ahora usted acompañará *la primera fase* de los ejercicios con la respiración: contraiga los pubococcígeos con la inhalación y relájelos con la exhalación.

Repita treinta veces la fase lenta y treinta veces la fase rápida, dos veces por día.

Ejercicio segundo: reconocimiento de las texturas

Otra manera de descubrir su cuerpo es reconocer sus diferentes texturas. Cada parte del cuerpo tiene una suavidad, una aspereza, una temperatura diferente. Experiméntelas. Trate de sentir en la yema de sus dedos el calor, la humedad, el corte que produce en la suavidad del vientre la aspereza del vello pubiano.

Acaricie toda su piel. Toda la piel es una gran zona erógena.

Ejercicio tercero: exploración de los genitales

Usted ya conoce su vulva: se observó en el espejo, se comparó con los dibujos y aprendió a reconocer cada parte.

En esta oportunidad, le sugiero que observe no sólo su vulva sino también la vagina. Con un dedo en la vagina, experimente las distintas sensibilidades. Llegue profundamente hasta tocar el cuello del útero, perciba su consistencia semejante a la de la punta de la nariz.

Ejercicio cuarto: la importancia de la fantasía

Este ejercicio tiene el objetivo de que usted deje brotar sus fantasías, convoque aquellas escenas prohibidas que, sin embargo, ahí están, en un rincón de su mente. Déjelas ser en su cuerpo.

Acaricie sus genitales tratando de imaginar alguna fantasía en la que usted disfrute intensamente de su cuerpo. Si no aparece, invéntela, prodúzcala.

Utilice los mecanismos del ensueño dirigido y trate de verse en el pasado, en el presente y en el futuro.

Ejercicio quinto: masaje compartido

Este es el primer ejercicio que realizará con su compañero. Se trata de descubrir una nueva manera de acercarse, de ampliar su sensualidad y no circunscribirla exclusivamente a sus genitales.

La consigna es dar y recibir un masaje que no incluya los genitales —ni tampoco sus pechos ni las tetillas de su compañero—.

Este masaje no tiene el objetivo de despertar su excitación ni la de él, sino el de descubrir otras formas de sentir el placer. Esta es una magnífica ocasión para comenzar a conocer y dar a conocer las diferentes sensibilidades de cada uno.

Como las relaciones suelen centrarse en los genitales, para ampliar la sensibilidad a todo el cuerpo, es aconsejable evitar, durante estos primeros ejercicios, la penetración. ¡Sí!, como lo oye. Esto les permitirá descubrir juntos la capacidad que tiene el cuerpo de erotizarse en otras zonas y no siempre en los genitales.

En la primera parte, usted recibirá el masaje. Es usted la

que decide cuánto durará (entre quince y cuarenta y cinco minutos). Desnúdese,[6] acuéstese en un lugar cómodo (la alfombra o la cama) y con una temperatura que le permita relajarse sin sentir frío.

Cierre los ojos y prepárese a disfrutar del masaje. Mantenga la atención en el placer que el masaje le produce, no se distraiga. Tampoco se preocupe por su compañero, no trate de retribuirle sus caricias. Ya tendrá ocasión de hacerlo.

Indique a su compañero cuáles son los contactos que más le gustan guiando con su mano la de él. Pero no se limite a conducir estas caricias adonde usted ya experimentó placer, utilice el masaje como una fuente de descubrimientos.

Una vez que usted recibió su masaje, hágale una seña a su compañero y, sin ningún intervalo, déjele el lugar que usted ocupó.

Para dar el masaje, siéntese en una posición cómoda de manera de evitar cualquier molestia. Mantenga la atención en el contacto con el otro cuerpo. Descubra la sensación que le produce la piel, la temperatura, el perfume de las distintas partes del cuerpo de su compañero.

Toque todas las partes del cuerpo —evitando los genitales— desde el cuero cabelludo y los cabellos hasta las uñas de los pies.

Todo el ejercicio se desarrollará en silencio. Una vez terminado, vístanse sin intercambiar ningún comentario. Pasado un tiempo —por lo menos una hora— pueden hacer comentarios, siempre que lo deseen.

Es importante que, si se produce esta conversación, traten exclusivamente de hablar de aquello que han sentido con el masaje, y no de lo que suponen que deberían haber senti-

6. Puede conservar la ropa interior si desea hacer el ejercicio con alguien menos íntimo.

do o no sentido. Que las palabras no sirvan para tapar las sensaciones sino para posibilitar nuevas sensaciones en un próximo encuentro.

Ejercicio sexto: masaje compartido, dos

Repita el masaje tantas veces como le sea posible, ésta es una manera diferente de acercarse y les brindará la posibilidad de descubrir el afecto a partir del acercamiento corporal. Invite a su compañero y no acepte ni dé excusas.

En el ejercicio anterior, usted comenzó recibiendo el masaje. Ahora, el orden de los masajes, quién da y quién recibe primero, puede manejarlo según su comodidad y la de su compañero.[7]

No olvide que deben cumplir las dos partes del masaje: dar y recibir, sin intervalo.

7. Puede resultarles útil echar a cara o cruz para decidir quién comienza.

4

El deseo sexual

El deseo, se le llama Kama o "amor", tan sólo es peligroso cuando se toma como un fin. En realidad, Kama significa únicamente el principio. Sólo cuando la mente se siente satisfecha con el culto de Kama, surge el conocimiento correcto del amor.

RASAKADAMVAKALIKA

En casi todas las culturas se desconoce o menosprecia el deseo sexual femenino, hasta tal punto que la mujer que se atreve a expresarlo es considerada una *loca* o una *puta*.

El desconocimiento de la sexualidad femenina es, en parte, responsable de esta situación. Aunque, en verdad, no sólo la mujer sino también el varón, sufre estos efectos de la ignorancia. Mientras que otras áreas del comportamiento humano eran estudiadas científicamente, la sexualidad, a pesar de su importancia, fue largamente ignorada.

Nada se dijo sobre la sexualidad hasta Freud, quien, a comienzos de este siglo, descubre en la conducta del hombre una motivación sexual.

El estudio de la fisiología genital, del rico y variado mecanismo de la respuesta sexual, ocupa un lugar en las investigaciones científicas desde hace sólo una treintena de años.

La respuesta sexual, hasta hace pocos años, era considerada una acción única que culminaba en el orgasmo. La ignorancia acerca de la respuesta sexual convertía al varón con algún trastorno en impotente y a la mujer en frígida. Los tratamientos eran, igualmente, inespecíficos y sin éxito. Como dice Helen Kaplan, era comparable a darle una patada a la heladera para que funcione.

Para comprender la respuesta sexual era necesario distinguir cada uno de los momentos dentro de la confusa generalización.

Los primeros estudios sexológicos, realizados por Masters y Johnson, se ocuparon de investigar a fondo la fisiología de la respuesta sexual. Ellos describieron la respuesta sexual en tres fases: excitación (meseta), orgasmo y resolución.

El deseo no habría de ser considerado como una fase —la primera— hasta los estudios de la doctora Kaplan.

Según Helen Kaplan, "el deseo sexual o libido es vivenciado como sensaciones específicas que mueven al individuo a buscar experiencias sexuales o a mostrarse receptivo a ellas".

Saber que la sexualidad tiene distintas fases que se relacionan y dependen entre sí nos permite comprender todo el proceso. Cada una de las fases tiene un mecanismo propio de activación y respuesta. Identificar el problema específico de cada fase nos facilita una solución puntual.

La fusión de un ser humano con otro es, pues, producto del deseo.

El macho de los otros mamíferos corre hacia la hembra en celo atraído por su olor. La hembra sólo lo acepta durante el celo, que coincide con el momento de la ovulación. Entre los seres humanos, la atracción sexual no está limitada a ningún momento en especial. Las mujeres no tienen celo manifiesto. El deseo parece no tener límites.

El deseo sexual en los seres humanos depende también de las influencias psicológicas y culturales. Si bien éstas tienen mucha importancia, sería un grave error afirmar la total independencia del deseo de los aspectos físicos que lo conforman. Solamente cuando son activados los circuitos sexuales del cerebro, es posible experimentar deseo y placer sexual. Del mismo modo, buscar la causa de la caída del deseo sólo en cuestiones biológicas sin considerar las circunstancias de vida de la persona, conduce a idéntico error. El deseo sexual humano está configurado por aspectos psicológicos y físicos.

Fases de la respuesta sexual

La respuesta sexual de las mujeres y de los varones pasa por las siguientes fases:

1. Deseo
2. Excitación (meseta)
3. Orgasmo
4. Resolución

Factores que configuran el deseo

El deseo sexual es similar en varones y mujeres, y tiene una intensidad semejante en ambos sexos. Es, como el hambre o la sed, una necesidad que busca ser saciada. Pero en el ser humano no se agota en ello. Diversos factores (fisiológicos, psicológicos, culturales y sociales) lo determinan. El deseo sexual es muy complejo.

Fisiológicamente el deseo es un impulso producido por la activación de un sistema neuronal específico en el cerebro. Está relacionado con las hormonas. En el varón y en la mujer, como ya hemos visto, la principal hormona vinculada con el deseo es la testosterona.

La testosterona activa los circuitos cerebrales de los que dependen el deseo y el placer. Hay un juego de ida y vuelta: la testosterona estimula el deseo sexual y éste, a su vez, induce el incremento de la testosterona: uno alimenta a la otra y viceversa.

El deseo está también configurado por factores psicológicos: la relación sexual de los padres, la importancia que le dan al placer y al erotismo, los juegos sexuales en la infancia y la respuesta de aceptación (placer) o castigo (dolor) que hayan recibido de los adultos.

Una madre que tiene conflictos para aceptar al varón, o dificultades para asumir su rol femenino, un padre que denigra a la mujer, o que tiene conflictos con su masculinidad, inevitablemente trasladan estos problemas a sus hijos. La configuración del deseo erótico del hijo está atravesada por los modelos de sus padres.

A partir de la pubertad, las experiencias satisfactorias capacitan para dar y recibir amor, y permiten experimentar el placer sexual y la intimidad con el otro sin miedo.

El permiso, diferente, que los padres otorgan al hijo varón y a la hija mujer para el acceso a la sexualidad libre de trabas, influirá en su deseo.

En este aspecto, no sólo inciden factores psicológicos sino también sociales y culturales.

En la civilización occidental, la iniciativa parecería ser coto privado del varón: la manifestación del interés sexual aparece como un atributo positivo en el varón y descalificado en la mujer.

En ciertas culturas tribales, en cambio, el rol de iniciadora corresponde a la mujer y su interés sexual es ampliamente valorado. En la India, la cultura propicia la exploración franca y gozosa de la sexualidad. El clásico *Kama Sutra* hindú sugiere que tanto los varones como las mujeres deben ser versados en el arte de amar.

En nuestra cultura, la mujer oculta la aparición de su interés sexual. Incluso es difícil para ella misma reconocer que tiene deseo sexual.

En estos días, afortunadamente, se está produciendo un cambio, y ya hay mujeres que han aprendido a respetar su deseo y su derecho a disfrutar de la sexualidad.

El deseo en las diferentes etapas de la vida

El deseo sexual se va esculpiendo en el niño desde las primeras experiencias vitales: el contacto con el pezón materno, las caricias de los padres, los juegos masturbatorios, los juegos con amigos del mismo y del otro sexo.

En la pubertad y la adolescencia, el marcado incremento de las hormonas sexuales produce cambios evidentes; los genitales se desarrollan y aparece un pujante interés sexual. En las niñas se produce la *menarca*, o primera menstruación. En los varones aparecen las primeras eyaculaciones. En esta etapa, el deseo es una necesidad biológica imperiosa. El peso de la cultura hace esta necesidad más evidente en los varones que en las mujeres. Mientras que cualquier manifestación sexual de la niña constituiría un escándalo familiar, el varón sufre la exigencia social de "iniciarse".

Hasta hace no mucho tiempo —y aún hoy hay quien lo hace— existía la costumbre de exigir al varón debutar con una prostituta. El mismo padre lo llevaba. Esta violencia, además de desvincular el sexo de su lugar natural, el amor, ha producido una disfunción muy generalizada: la eyaculación precoz.

La diferencia entre la novia y la puta, la buena y la loca, la "minita" para divertirse y la chica para casarse, la que se ama y la que se coge, genera una conducta que puede persistir a lo largo de la vida. Cuántas veces en mi consultorio escucho un eco de este problema en la resistencia a aceptar que la mujer (la buena, la madre) pueda gozar de la sexualidad como la otra (la loquita, la puta).

Afortunadamente, la mayor libertad que tienen hoy los adolescentes les permite acceder a la sexualidad de una manera más sana: con la persona elegida y más ligada al amor que al impulso indiscriminado.

En los adultos, la incidencia hormonal queda desdibujada detrás de una compleja red de hilos afectivos, psicológicos, ideológicos y culturales.

La sexualidad del varón, en nuestra cultura, está centrada en la *performance* numérica, más que en la calidad de su placer. Es por este motivo, quizá, que el deseo sexual adquiere su valor máximo alrededor de los 20 años, cuando puede llevar a cabo el mayor número de relaciones sexuales.

En cambio, en la mujer, el deseo sexual llega a su punto máximo entre los 35 y 40 años, cuando ya se permite disfrutar del placer sexual en sí mismo. Es el momento cuando se siente más dueña de su vida, depende menos del varón y de su rol de madre. Reordena sus valores y elige con mayor libertad.

La sexualidad puede mantenerse toda la vida. Está comprobado que cuanto más se la disfruta, más tiempo perdura. Una revolución está ocurriendo: la longevidad. A medida que las posibilidades de vida se prolongan, crecen los cuidados y el interés por mantener una sexualidad activa.

Es fundamental que la sociedad acepte la sexualidad de las personas mayores, varones y mujeres. Con frecuencia escuchamos comentarios despectivos cuando una persona mayor manifiesta un interés erótico: "viejo verde", "vieja loca". Se tiende a aceptar con más naturalidad que un varón mayor se relacione con mujeres más jóvenes a que una mujer mayor busque vincularse con un joven.

La discriminación de las mujeres que han perdido a sus compañeros las deja en un lugar sin salida. Los clubes de personas solas que han aparecido en los últimos años exigen una edad límite para la mujer, pero no para el varón.

Algunas mujeres, poco a poco, se están atreviendo a tener un compañero sexual más joven, sin detenerse por las críticas maliciosas de los demás.

Estímulos e inhibidores del deseo

Algunos factores estimulan el deseo mientras que otros lo inhiben.

El deseo puede surgir ante la presencia de la persona amada, ante la visión de alguien atractivo, ante una fantasía sexual o amorosa.

El amor es, sin duda, el mejor afrodisíaco. El amor genera deseo, y este deseo incrementa el amor.

En la medida en que el deseo sexual se satisface en el encuentro con el ser amado, vuelve a producirse una y otra vez. Sin duda, la satisfacción sexual reiterada promueve el deseo.

No sólo la relación con el otro sino las circunstancias de la vida de cada uno estimulan el deseo. El deseo aparecerá más fácilmente en una persona que está satisfecha con su trabajo, que se siente bien consigo misma, que está rodeada de un clima de bienestar.

La buena salud, la alegría, la actividad física predisponen al deseo.

¿Qué factores lo inhiben?

Los más frecuentes son el enojo, la rabia, las luchas por el poder, los conflictos con el compañero.

Una autoimagen desvalorizada, la desvalorización de la imagen del compañero, el aburrimiento, la rutina, el acoso permanente, la aceptación sexual sólo para complacer al compañero, el delegar la actividad sexual exclusivamente en el varón, la falta de confianza e intimidad desvanecen el deseo.

La creencia, inscrita desde la infancia, de que la sexualidad es sucia y vergonzosa, es otro importante inhibidor del deseo. Cuando se ha recibido desde un gesto a un castigo por el juego sexual, puede reprimirse el deseo, aun sin tener conciencia de ello.

Al inhibirse la fase del deseo, aparece angustia ante cualquier manifestación sexual. Si esto se acentúa, se evitan los acercamientos amorosos para eliminar la posibilidad del deseo y suprimir, de esta manera, la angustia.

Muchas veces esa angustia se disfraza con excusas racionales o afectivas: "Siempre me dice algo desagradable cuando nos vamos a la cama", "Con la vida que llevamos, trabajando todo el día, cuando llegás a la cama lo único que querés es dormir". La economía, los niños despiertos, la psicopatología del otro, hasta las condiciones climáticas, pueden ofrecer una buena excusa para escapar a la sexualidad.

La insatisfacción sexual es un fuerte inhibidor del deseo. Si no hay estimulación suficiente, la vagina no tiene la lubricación necesaria para aceptar la penetración. Una penetración precipitada produce dolor. Es indispensable evitarlo. El dolor inhibe el placer.

En el coito prolongado se pueden producir caídas de la excitación que disminuyen o anulan la lubricación vaginal. Entonces el coito produce dolor.

Si varios encuentros sexuales resultaron decepcionantes, es previsible que no se tenga ganas de insistir. La predisposición negativa no favorece la posibilidad de un nuevo encuentro, se teme una nueva frustración. Si en el inicio del juego amoroso está instalado el temor de que salga mal, lo más probable es que así resulte.

Estos inconvenientes se tornan más serios en la menopausia. "¡Ya no me excito como antes!" es una queja habitual en las mujeres después de la menopausia, se debe no a la falta de excitación sino a la disminución de la lubricación vaginal.

Como la lubricación vaginal es una característica importante de la excitación femenina, muchas mujeres interpretan erróneamente la disminución o la ausencia de lubricación, como la señal de su empobrecimiento sexual.

Durante la menopausia, y sobre todo después, la mucosa vaginal se vuelve más delgada y vulnerable. La fricción que se produce en la penetración puede producir lesiones en la vagina.

En estas circunstancias, el encuentro sexual es evitado porque la penetración es dolorosa. Este cuadro se denomina dispareunia. Una jalea vaginal o la prolongación de los juegos amorosos facilitarán una penetración placentera.

En algunos casos puede presentarse una irritación de la uretra y la vejiga que se manifiesta en cistitis (dolor al orinar y mayor frecuencia de las micciones).

La perspectiva del dolor aleja la posibilidad de la satisfacción sexual y disminuye el deseo. En medio del sufrimiento y la inseguridad, la lentitud de la respuesta erectiva del compañero (originada por la edad) alimentará los infundados temores de que la sexualidad termina en la menopausia.

Sin duda, la menopausia es una etapa de cambio y requiere energía y capacidad para adaptarse a este momento de la vida. Las amigas pueden ser necesarias, sobre todo cuando permiten reflexionar acerca de lo que les ocurre, sin dramatismo. Algunas veces se requiere apoyo psicoterapéutico para elaborar adecuadamente esta etapa de madurez.

El cuidado de la salud, la atención hacia la calidad de vida, son reconocidos factores que favorecen una menopausia sin problemas. En este sentido, todas las investigaciones resaltan la importancia del trabajo físico aeróbico practicado regularmente.

La enfermedad física también atenta contra el deseo sexual. El concepto de salud significa no sólo la ausencia de enfermedad, sino el cuidado del cuerpo y la capacidad para sentirse cómoda con él.

En cambio, la tensión y el estrés traen modificaciones tales como la caída de la testosterona, *hormona vinculada directamente* con el deseo.[8]

La vida cotidiana está atravesada por preocupaciones de distinta índole; si éstas toman todo el espacio, el deseo sexual se inhibe. Y un agravante, en este sentido, es el uso, a veces irresponsable, de psicofármacos (la mayoría de estos remedios producen disminución del deseo sexual). Estos estados pueden acentuarse hasta llegar a la depresión. Se pierde entonces el interés por el mundo exterior, lo que trae aparejado el descuido del cuerpo y el desinterés en gratificarlo.

8. Los medicamentos citotóxicos y la quimioterapia utilizada para el tratamiento del cáncer pueden producir deficiencia de testosterona en algunos casos.

Las drogas y el alcohol, si bien pueden producir una desinhibición inicial, traen una disminución del deseo y de la respuesta sexual.

No sólo los psicofármacos sino también los tratamientos prolongados para combatir la hipertensión arterial pueden ocasionar la caída del deseo y de la respuesta sexual.

Con cierta frecuencia llegan a mi consultorio varones y mujeres preocupados por una pérdida de su capacidad sexual que atribuyen a diversas causas: "Debo de estar viejo, porque ya no es lo mismo con las mujeres", "Lo quiero pero ya no tengo ganas como antes". La causa no está allí sino en los remedios para combatir la hipertensión. Es necesario, en estos casos, probar con otros hipotensores.

Desear en libertad

¿Puede hoy una mujer expresar su deseo libremente en esta sociedad? ¿Puede atreverse a reconocerlo ante sí misma? No siempre.

En la creencia popular, una mujer es considerada *femenina* si su deseo está centrado en el placer del compañero. Es el varón quien desea.

Una mujer que desea, que busca complacer su propio deseo, que es activa en esta búsqueda, es una mujer *dudosa*. No cualquiera se atreve a quedar en tela de juicio. No es fácil para la mujer conquistar abiertamente, iniciar el encuentro sexual o preocuparse por el logro de su satisfacción y de su orgasmo. Parece que la mujer sólo debe preocuparse por la maternidad; es ahí donde debe satisfacer sus más íntimos deseos. Y la maternidad debe estar separada, claramente, de la sexualidad. No es extraño ver a parejas que disminuyen la intensidad de su erotismo a partir del nacimiento de los hijos. La intimidad se ve conmocionada por un nacimiento, y muchos padres creen que ya no deben tener un espacio para dedicar a la pareja. Prejuicios, prejuicios.

La mujer, en la mayoría de los casos, se siente culpable de tener deseos sexuales. ¿Cuántos velos son necesarios para ocultar la masturbación? Aun entre amigas es difícil que el tema aparezca. Y más difícil aun, revelarlo ante los varones. Sin embargo, su existencia nos habla del deseo y de su capacidad de satisfacción.

La mujer debe respetar su forma de desear, y tratar de no desestimar aquellas necesidades que le garanticen un encuentro satisfactorio en todos los aspectos. Si usted desea un compañero afectuoso, que quiera disponer de tiempo para el encuentro, que considere la conquista como parte del juego amoroso, que se involucre afectivamente, que respete su necesidad de romanticismo, hágaselo saber. Pídale lo que usted necesita, no se agote en lamentarse por lo que no recibe.

Si usted siente que tiene derecho a desear, que su deseo sexual es sano y tan legítimo como el de su compañero, habrá dado un paso importante en el camino al orgasmo.

El deseo hoy

Mi experiencia clínica corrobora, día a día, que las personas tienen cada vez más problemas con su deseo sexual. ¿Estamos viviendo un momento de disminución del deseo?

Muchas cosas han cambiado con la participación de la mujer en diversos espacios tradicionalmente reservados a los varones. Los roles del varón y la mujer están pues en movimiento. El encuentro sexual es un desafío para la nueva pareja: cada uno teme perder su identidad. Los juegos de la conquista, los ritos del cortejo van desapareciendo entre luchas de rivalidad y competencia. La mujer pretende una relación igualitaria y el varón teme perder su "masculinidad". En medio de la desconfianza, el deseo no encuentra un clima propicio para evidenciarse.

La falta de tiempo para "hacer el amor" es algo que lamentablemente compruebo en los relatos de mis pacientes. No sólo la brevedad del encuentro sexual en sí mismo sino la desaparición de todo ese tiempo en el que el deseo nace y se acrecienta en mil detalles: una mirada acá, una sonrisa allá, una palabra seductora, hoy te toco la mano, mañana un beso, y después... después... Todo ese tiempo de construcción del imaginario del otro en el que el deseo se nutre, el tiempo del zaguán, no existe. Los intrincados caminos del deseo son recorridos de manera precipitada en esta sociedad actual.

Sin embargo, existe una fuerte tendencia a provocar el deseo, que se centra en el cuidado de la imagen externa. Esfuerzos continuos, dietas, gimnasia, cirugía, nada se escatima en la persecución del objetivo: la construcción de sí mismo como objeto de deseo. Ahora bien, esto debería ser un medio pero, paradójicamente, en muchos casos se convierte en un fin en sí mismo. Varones y mujeres se observan en silencio pero parece difícil que el encuentro se produzca.

El erotismo dejó el ámbito privado y aparece en las propagandas de dentífrico, de autos, de departamentos. Ya no se trata de un anhelo personal, ahora se trata de otro producto en venta.

Cambios, cambios, que nos producen nostalgia. Pero no todo tiempo pasado fue mejor (sobre todo para la mujer). Afortunadamente, existen cambios para que podamos tener otra perspectiva de futuro.

El amor en los tiempos del sida (síndrome de inmunodeficiencia adquirida)

Sin duda el sida es enemigo del encuentro amoroso. Nadie, en la actualidad, deja de asociar el sida con la intimidad, a la hora de encarar una nueva conquista amorosa. Quienes lo ignoran deliberadamente, ponen en riesgo su vida, con la falsa idea de que no existe. Gozan con el amargor del peligro.

Uno de los innumerables aspectos desastrosos de la epidemia del sida es que contagia de muerte la satisfacción del deseo amoroso. Si la satisfacción del deseo puede producir la enfermedad y la muerte, el deseo será acallado, será negado. En este sentido, la falta de información es la principal responsable de este temor.

Las campañas, para aclarar que el uso del condón y la disminución del número de compañeros sexuales son los medios efectivos para evitar el contagio, no han sido suficientemente trascendentes.

En medio de la ignorancia, los mensajes prejuiciosos adquieren un inusitado poder recomendando la renuncia a la vida sexual como el único medio de evitar el contagio. Estas campañas llevan implícita la crítica a la sexualidad y refuerzan los prejuicios que equiparan el placer instintivo al pecado y la muerte.

La realidad es que el contagio se produce por el contacto del semen del varón infectado con la mucosa vaginal, con las pequeñas heridas (mínimas) que, frecuentemente, se producen durante la penetración, con las heridas de la boca (encías sangrantes). En el coito anal (el ano es poco elástico) se producen a menudo heridas que facilitan el contacto del semen y la sangre, y el contagio del virus.

En el flujo vaginal de la mujer portadora se detecta la presencia de HIV (virus de inmunodeficiencia humana) en cantidades menores que las que se encuentran en el semen, pero suficientes para producir el contagio.

También se contagia por el contacto de la sangre de una persona infectada con la sangre de una persona sana. Y de una madre infectada al embrión, durante el embarazo.

La ignorancia señala a ciertos grupos (homosexuales o drogadictos) como los únicos capaces de contagiar. Este prejuicio es fatal porque facilita que no se tomen los cuidados necesarios. Puede padecer sida una persona como usted, como yo. Y, tal vez, sin siquiera saberlo. El portador del virus HIV es infectante cuando aún la enfermedad no se ha manifestado. Y aun cuando la prueba para detectar la presencia del virus fuera negativa, se necesita que transcurra un período —alrededor de 60 días— para decir con certeza que no se está infectado. Además de contar con la absoluta seguridad de que su compañero sexual no tiene otra relación aparte de usted.

El modo, sin duda, de mantener vivo el deseo en relación con el temor al sida, es teniendo una información clara y actualizada de qué contagia y qué no, en el encuentro con el otro.

La información precisa señala al condón como un aliado inmejorable de las relaciones sexuales seguras. Tenerlo claro permite que el condón deje de ser despreciado y su uso se generalice como una parte necesaria del encuentro sexual para garantizar la salud de los enamorados.

Narración del cuarto encuentro

Cristina llega temprano. Se sienta en el borde del sillón, me mira y baja la mirada. Está inquieta, es evidente que quiere decirme algo, pero no se anima. La ayudo.

—Qué suerte que llegaste temprano y tenemos estos minutos para hablar. Porque querés decirme algo, ¿verdad?

—Sí. Anoche me pasó algo muy importante. Todavía estoy "shoqueada". Quisiera contárselo a todas.

Cuando llegan, formamos la ronda acostumbrada e invito a Cristina a que nos cuente.

—Lo que me pasó es muy importante, marca una diferencia con el pasado —hace una pausa y me mira con intensidad—. En el único momento en que Fernando y yo hablamos es en la cama. Por lo general, me quejo de que no se ocupa de mi hijo, nuestro hijo —se corrige—, de que no se ocupa de la casa, de que no se ocupa de mí. A él le molesta, se hincha. Siempre nos peleamos. A mí me da mucha bronca que no le dé importancia a mis reclamos.

—¿Está vez fue distinto?

—Sí. Quería hacer con él el masaje compartido, pero antes tenía que aclarar algunos tantos. Ya estaba por entrar en la de siempre, pero recordé lo que dijiste del tiempo que hay que tomarse para cada cosa y me dije: "Ahora es el tiempo del masaje".

—¡Excelente! Pudiste poner tu cuerpo en la experiencia.

—Pero qué hacés con todo lo que te queda adentro, contenido —interrumpe Mara—. Yo no puedo entregarme si guardo alguna bronca.

—Sólo tenés que entregarte al masaje, y aceptar que podés sentir placer. Ya verás cómo la bronca desaparece.

—¿Eso no es darle el gusto a él?

La pregunta de Mara no me sorprende, ¡cuántas veces el orgullo nos priva del placer!

—Sí, no creas, yo también desconfiaba —responde Cristina—, pero Sonia nos había insistido tanto en que no nos escabulléramos con ningún pretexto, que decidí hacerlo.

—¿Cómo te fue?

—Al principio estaba tensa. Me acosté boca abajo y los dedos de él me parecían dos garras frías. Respiré hondo, pensé: "Esta es mi oportunidad", y logré relajarme un poco. No sé cuándo, no sé cómo, lo cierto es que la bronca se fue, yo estaba ahí, y lo único que existía eran esas manos que me tocaban lindo. Después yo lo masajeé a él. Cuando se acostó, ya no era el que no se ocupa de esto, de lo otro, en ese momento, no sé, no me importaba otra cosa, estaba ahí, me gustaba, ...me daban ganas de tocarlo.

—¿Pero todo lo que tenías que decirle? —se inquieta Judith.

—Después de comer nos fuimos al bar de la vuelta, a hablar.

—¿Hablaron de lo que les pasó con el masaje?

—Esa era la intención, pero no. Hablamos de otras cosas.

—¿Qué cosas? —pregunta Alicia.

—Que no nos conocemos, que a los dos nos fueron pasando cosas, que fuimos cambiando y nos fuimos alejando. ¿Y saben qué? Le dije que no había llegado nunca al orgasmo.

—¿Te atreviste? —se sorprende Patricia.

—Sí, sí, me atreví. No se imaginan la cara que puso... pero me parece bien habérselo dicho, a partir de ahora las cartas están sobre la mesa.

—Ahora él sabe que no tenés orgasmo y que querés tenerlo, así que ambos pueden hacer lo necesario para que la relación mejore —la apoyo—. Me imagino el alivio que habrás sentido al contarle un secreto que guardaste tanto tiempo.

—En todos estos años nunca hablamos de mi insatisfacción. El me confesó que conmigo se siente como con una extraña, que a pesar de los años compartidos, a veces, no sabe qué pienso, qué me pasa, en qué estoy, qué pretendo de él…

—¡Eso! ¡Eso mismo: que qué pretendo de él me echó en cara Néstor cuado le conté que no íbamos a tener relaciones sexuales después del masaje! —salta Violeta.

—¿Néstor? Qué curioso, porque vos nos dijiste que ustedes antes gozaban mucho con los juegos…

—Me dijo: "¡Te volviste una mojigata!". Estaba furioso.

—¿Cómo se calmó?

—Le expliqué que a mí esos juegos me gustan, me excitan. Y que si él me da el gusto, yo también lo voy a complacer.

—¿Y él qué hizo?

—El se rió y dijo: "Y si es así, bueno, el que quiere celeste que le cueste". Yo creo que a Néstor le divirtió mi exigencia.

—Cristina y Violeta estaban convencidas de lo que buscaban, por eso tenían tanta fuerza para convencer a sus compañeros— les señalo.

—Yo tuve una experiencia con Raúl —interviene Alicia—. Los primeros masajes me dieron mucho trabajo porque él no tenía ganas o no tenía tiempo, siempre alguna excusa. Yo le dije que si él había insistido para que yo hiciera el tratamiento, no podía desentenderse de los ejercicios. Así lo convencí.

—¿Y cómo salió?

—Me ocurrió algo muy extraño: estábamos por el tercer masaje, él me estaba tocando la espalda, los hombros, el cuello y yo sentí que me excitaba. En un momento me puse a temblar y no podía parar. Todo mi cuerpo temblaba y él me abrazó muy fuerte. Me pareció que él, también, estaba un poquito asustado. Yo tenía miedo, miedo y placer. Era todo muy fuerte.

—¿Tuviste un orgasmo? —le pregunta Violeta.

—Creo que sí, era como un orgasmo sin origen, un orgasmo general.

—¿No es que los orgasmos siempre se reconocen? —se sorprende Loty.

—Es frecuente que las primeras veces que se experimenta un orgasmo no se lo reconozca con claridad. Lo que entiendo que Alicia quiere decir con orgasmo sin origen es que no estuvo ligado a la penetración ni a la estimulación genital. Eso puede suceder perfectamente, cuando todo el cuerpo se erotiza con esos masajes —les explico.

—Yo me imagino que el orgasmo produce convulsiones, que perdés totalmente el control —dice Judith—. Tengo ganas y miedo al mismo tiempo.

—Nada que ver —salta Mara—. Yo tuve orgasmos con Adolfo, mi primer novio, y me sentía genial. Pero después, nunca más. Ni con Pepe, mi ex marido. Creo que Adolfo sigue siendo el dueño de mi cuerpo. Nunca deseé a alguien como a él. Constantemente lo perseguía para que hiciéramos el amor.

—Qué extraño escuchar que una mujer persigue a un hombre para ir a la cama —se sorprende Judith.

—Eso de que el varón es siempre el que toma la delantera es otra creencia más —les digo—. No siempre es así.

—Con él yo siempre estaba lista... y él también —suspira Mara—. Gozábamos como locos. El tenía en cuenta lo que a mí me gustaba. Me hacía descubrir cosas que yo no me daba cuenta de que me estaban sucediendo y me preguntaba cómo me sentía, si me gustaba esto, lo otro.

—¿Por qué Adolfo era tan especial? —dice Patricia, reclamándole detalles.

—Porque nunca estaba apurado, siempre me hacía desearlo.

—¿Y por qué no seguiste con él?

Mara alza los hombros y dice:

—Es una historia larga.

—Pero estás aquí porque tenés ganas de volver a ser dueña de tu cuerpo y compartirlo con alguien que te guste.

Mara (lo supe en las entrevistas preliminares) se quedó embarazada a los 23 años, de aquel a quien hoy llama "el dueño de su cuerpo". Tuvo un aborto. El desapareció, ella nunca más tuvo un orgasmo con ningún hombre. Sin duda, su problema está ligado a esta experiencia traumática.

Elijo una música suave, que sirve de acompañamiento a la propuesta de hoy. Trabajo con los sentidos, valiéndome de los elementos que me ofrece el espacio de mi consultorio. Les pido un reconocimiento de las percepciones que va de lo visual a lo táctil y que no desconoce el olfato. Abro todos los caminos sensitivos, estimulo su curiosidad. La vida pasa por todos los sentidos.

—Ahora toquen las cosas que encuentran, descubran las texturas de los muebles, de los tapizados, de las paredes. Cierren los ojos durante los próximos cinco minutos.

Alguna desliza sus brazos desnudos sobre las telas, otra palpa los objetos a su alrededor y más lejos otra, de pie, en contacto con la pared, toca, presiona.

—Ahora concéntrense en su propio cuerpo.

Violeta se toca la cara, el pelo: un largo suspiro. Mara se palpa el cuerpo evitando los pechos y las nalgas; Loty está concentrada en sus brazos, desliza los dedos arriba y abajo una y otra vez. Andrea se acaricia minuciosamente.

—Aspiren el aroma de la habitación. Todo huele: nosotras, los objetos, el aire... Todo suena, los pasos, los movimientos, la música, mi voz. Y también dentro de nosotras mismas, el corazón, la respiración. Escuchen.

El sonido es un estímulo importante. Los sonidos del placer: las palabras murmuradas, dichas, susurradas, los jadeos, los suspiros, los gritos. Reprimimos los sonidos, luego las palabras. Cuando callamos, terminamos por ignorar lo que deseamos.

Poco a poco la tranquilidad se instala en el lugar. Más relajadas, después de haber podido expresar sus emociones más secretas, será más fácil conectarse con el tema de este encuentro: el deseo.

Cuando les explico, las intervenciones de ellas permiten que este complejo tema crezca.

Ha llegado el momento de invitarlas a fantasear una escena erótica. Es frecuente inhibir las fantasías durante la relación sexual. Sin embargo, son un eficaz estímulo erótico y una posibilidad de convertir un encuentro acostumbrado en una experiencia siempre diferente.

No cabe duda de que Patricia está imaginando algo muy placentero. Loty muestra una sonrisa amplia, Violeta abre los ojos y parece querer huir de lo que imagina.

La fantasía no tiene límites. Hasta dónde podemos llegar: imaginarnos con otro, concebir posturas, movimientos, cuerpos disparatados, excitantes, invitantes. Cuerpos, tactos y voces que nunca fueron nuestros y, sin embargo, ahí están. Y son fantasías, sólo fantasías. No hay por qué temer: entre la fantasía y la realidad el límite es bien concreto.

Una vez que se despiden de su fantasía formamos un círculo. Les pido que escriban en su diario su fantasía cuando se vayan de aquí.

—¿Alguna quiere contarnos lo que le ocurrió cuando fantaseaba?

—Me imaginé que estaba vestida con la ropa que me trae Néstor —dice Violeta—, que bailaba para él, provocándolo. Después hacíamos de todo, yo le decía groserías, le pedía ... De pronto me vi haciendo eso y me sentí muy avergonzada. Esa no podía ser yo.

—Yo sé que es un prejuicio, pero para mí una mujer caliente es una puta —sentencia Judith—. Lo siento muy adentro y me acobarda.

—¿Qué fantaseás que te hace puta?

—Yo... estoy siempre con otros. ¡Con varios!

—Yo siempre imagino mujeres que me acarician —dice Mara— y las dejo hacer. Eso me excita muchísimo, pero no me gusta, tengo miedo de ser anormal.

—Es normal que aparezcan todo tipo de fantasías, con varones y también con mujeres. Estoy investigando acerca de las fantasías eróticas y te puedo asegurar que las mujeres tienen una rica y variada imaginación.

—A veces pienso —dice Mara— que con una mujer no tendría los inconvenientes que tengo con los hombres

—Los hombres, no sé, son tan diferentes —protesta Alicia—. Yo, después de hacer el amor, quiero seguir abrazada. El acaba y a otra cosa. Yo me siento despreciada, usada, no se preocupa por mí.

—Como la cama pirañera de la película de ese director argentino. Cuando se termina la cosa, ¡zás!, aprieta el botón y ella desaparece —cuenta Patricia con picardía—. ¿Qué se creen los tipos? que sólo ellos... A mí bien que me gustaría tener una cama de esas. ¡Porque hay cada uno! De esos que en seguida empiezan a darte órdenes como si les pertenecieras, sin preocuparse si lograste o no el orgasmo. Y los que se duermen al instante y los tenés que soportar ahí, hasta roncando, a veces.

—¡¿Ronca?! ¡¿Quién, tu amante?! —se asombra Alicia—. Yo creía que roncar era de maridos, del mío.

Nos reímos. El ambiente se distiende.

—A los hombres les resulta más fácil, ¿no? —me pregunta Andrea.

—Ellos tienen más derecho para el sexo y menos para el amor. Las mujeres tenemos permiso para enamorarnos, pa-

ra ser sensibles, pero no para el sexo. El momento posterior a la relación sexual es un momento especial. A muchas mujeres nos gusta que la relación perdure más allá del sexo genital, más allá de la penetración.

—Es cierto —afirma Loty—. A mí me pasó algo curioso: mi fantasía erótica era un recuerdo de hace tiempo con Carlos. Pero el recuerdo se confundía con lo que me ocurrió durante los masajes y era una relación cálida, caliente, sin prisas. Descubríamos otras caricias y Carlos me hablaba de lo lindo que era compartir todos estos años y, mientras, me abrazaba fuerte y me besaba. Ahí me di cuenta de qué es lo importante para mí.

—La seguridad de tener el compromiso afectivo del compañero es un buen estímulo para el deseo.

Les pregunto cómo les fue con los ejercicios para la casa.

—No me creí capaz de conocerme por dentro —comenta Judith—. Al ejercicio de exploración lo dejé para el final. Parecía que me iba a impresionar mal, porque una vez me metí un dedo adentro y me dio asco. Asco no —se corrige—, era una sensación extraña. Ayer lo hice y me resultó interesante. Me gustó conocerme más a fondo.

—Tengo que reconocer que los pubococcígeos, aunque me cuesta hacerlos, me ayudan. Mientras hacía el reconocimiento de la vagina, contraje los músculos. Estaban muy potentes. Y me dije: "Loty, con estos músculos vas a tener un buen orgasmo".

Vencer los prejuicios que nos impiden conocer nuestro cuerpo y disfrutarlo son los pasos que llevarán al orgasmo. Así habrán de lograrlo varias integrantes del grupo.

El tiempo ha pasado rápidamente. Antes que se vayan les explico las tareas para el hogar.

Ejercicios

Ejercicio primero: pubococcígeos

Insistir en la contracción de estos músculos (tal como fue descrito en el capítulo anterior) la ayudará en el camino que usted se ha propuesto.

A partir de ahora incrementará el número de repeticiones pasando a *cuarenta* de cada serie, dos veces en el día.

Ejercicio segundo: escritura de un cuento erótico

Tómese un tiempo y elija un lugar para dejar volar su fantasía y volcarla en un papel.

Usted está allí, en ese papel, con quien y como se le ocurra. Usted puede hacer real en el papel a ese compañero que siempre soñó, a esa mujer que siempre le hubiera gustado ser. Usted puede hacer y decir todo lo que nunca se permitió.

Olvídese de la censura, del temor: nadie más que usted leerá este cuento.

Ejercicio tercero: aceptación de sí misma

Elija un aspecto de usted misma, uno solo, el que más le guste, y propóngase un día para resaltarlo, para hacerlo carne y vivir todo ese día así, exagerándolo. Puede ser algún aspecto de su cuerpo, de su manera de ser, de sus relaciones con su familia, con su trabajo, con sus ocupaciones, con sus amistades. Disfrútelo y compártalo con los demás.

Ejercicio cuarto: búsqueda de otros estímulos

Explorar en el propio cuerpo permite encontrar nuevas sensaciones placenteras. Con tranquilidad, con curiosidad, se experimenta y se aprende el placer que entorpecieron las prohibiciones y la represión. Ha llegado el momento.

Una sensación placentera se agota si no se la renueva. Hasta ahora usted estimuló sus genitales con sus manos. Pruebe con otros elementos: la ducha del bidé, el chorro de la bañadera, un masajeador, lo que a usted le dé placer.

Ejercicio quinto: nuevos contactos con el compañero

Ustedes experimentaron varios masajes (sin genitales) y conocen un poco más acerca de cada uno.

Incluyan otros contactos: los brazos, los pies, la cara, el pelo... plumas, pieles, esencias...

Descubran el abandono ante los estímulos del compañero con la garantía de que no existirá la caricia genital. Este masaje tampoco incluye los genitales.

Permítanse experimentar sin apuro (entre 15 y 45 minutos) y repítanlo tantas veces como les sea posible.

Ejercicio sexto: diálogo de esclarecimiento

Este ejercicio se hace de a dos. Es de gran utilidad para ambos. Por un lado, posibilita no sólo reflexionar acerca de lo que usted necesita para satisfacer su sexualidad, sino enterarse de lo que a él le gusta. Por el otro, le permitirá a su compañero conocerla sin tapujos y expresarle su deseo. Acuerden un día y una hora para hacerlo.

Usted comienza. Durante tres minutos, y sin interrupción,

hable de todo aquello que desea para su placer erótico. Concéntrese en lo que a usted le gusta, en todos los gestos, las palabras, las caricias que usted considera importantes para sentirse a gusto. No le reproche nada, háblele de lo que a usted le gusta. Su compañero la escucha en silencio y sin gestos que denoten aprobación o disgusto, hasta que usted haya terminado.

Después, los papeles se invierten: es él el que habla y usted lo escucha.

Antes de compartir lo que a cada uno le sucedió durante el ejercicio, dejen pasar un tiempo (una hora, dos). Es importante que tanto usted como él tengan esta posibilidad de reflexionar a solas. El diálogo, inmediato, podría desvirtuar los efectos haciéndolos caer en reproches o en viejos clichés.

Si usted no está en pareja, escoja un amigo o una amiga a quien desee contarle acerca de su sexualidad. Obviamente no le exija reciprocidad, el otro le está brindando su escucha.

5

La excitación sexual

El varón pertenece al yang.
La peculiaridad del yang radica en su fácil excitabilidad.
Pero también se retira con facilidad.
La hembra pertenece al yin.
La peculiaridad del yin radica en su lenta excitación,
pero también se sacia con lentitud.

WU HSIEN
Hsiu Chen Yen I

El aumento de placer producido por estímulos físicos y psíquicos desencadena un reflejo: *la excitación*.

Las caricias que desencadenan ese reflejo son indispensables para un elevadísimo porcentaje de mujeres. Sin embargo, la mayoría de los varones, pasado el tiempo de la conquista, olvida las caricias: ésta es una queja constante que escucho en mi consultorio. Un desacuerdo profundo se da en el encuentro entre el varón y la mujer en este aspecto.

Mujeres y varones se excitan con estímulos diferentes, aunque la excitación sea un mecanismo, fisiológicamente, semejante. El tiempo de la excitación también es distinto en ambos. Conocer las diferencias les permitirá encontrar una adecuación para que los dos disfruten, se exciten y lleguen al orgasmo en el tiempo de cada uno.

A la mujer le resultan excitantes las palabras, los susurros, el "clima" del encuentro. También las caricias, los besos aquí y allá, en todo el cuerpo, son un buen comienzo. Muchas mujeres sólo aceptan las caricias genitales cuando ya están muy excitadas; cuando las caricias son prematuras cortan el clima erótico.

Al varón le resulta excitante la visión de una mujer, de unos senos, de un desnudo. La caricia de los genitales, del pene y fundamentalmente del glande, son estímulos muy intensos que producen una excitación inmediata.

Por supuesto, lo dicho no implica que éstas deban ser las únicas maneras de excitarse sino las más frecuentes. Del mismo modo que no hay una mujer igual a otra y, por lo tanto, sus reacciones son diferentes, tampoco los varones reaccionan de igual manera. Pero ambos están muy marcados por pautas culturales que los llevan a tener conductas estereotipadas.

Gracias a la información y a que la mujer está ganando un espacio propio en la sociedad, algunas pautas, lentamente, están modificándose. La mujer se siente más libre de manifestar su excitación ante el varón y de satisfacerla más abiertamente, y el varón se permite los juegos y las caricias sin el temor de perder su virilidad.

Juegos preliminares

Se suele llamar "juegos preliminares" a todo aquello que se hace (susurros, caricias, besos, etc.) antes de la penetración. En la misma denominación "preliminares", hay sin duda un prejuicio, ya que centra la importancia del encuentro sexual en la penetración, y considera superfluo o descartable el rico y creativo momento de la excitación, momento fundamental en la mujer.

El varón se excita rápidamente y busca la penetración porque le resulta un estímulo muy efectivo. No está acostumbrado a los juegos preliminares, y culturalmente se premia la conquista y los hechos concretos: la penetración, la eyaculación. Cuantas más veces, mejor; se trata de un trofeo masculino.

En un cuento de Fontanarrosa, "El mundo ha vivido equivocado", dos amigos intercambian comentarios acerca de lo que sería su día ideal. Por supuesto, con una "mina" bárbara a la que acaba de levantarse en la playa, en un hotel espectacular de una playa del Caribe.

> —...Y te vas a la pieza de ella.
> Hugo hace un pequeño silencio contenido.
> —Y bueno. Ahí viejo, ¿para qué te cuento? —sigue—. Te echás veinte,veinticinco polvos. Cualquier cosa.
> —¿Veinticinco, che? —duda Pipo.
> —Bueno ...dejáme lugar para la fantasía. Bah... te echás cinco, seis. De esas cosas que ya los dos últimos la "mina" te tiene que hacer respiración boca a boca porque vos estás al borde del infarto.

La educación enseña a los muchachos que, a partir de la pubertad, toda manifestación afectiva tiene que expresarse por el intercambio sexual. Las caricias son cosa de mujeres o de niños. Ya adulto, el varón afectuoso y juguetón está culturalmente desprestigiado, y el temor a enfrentar ese prejuicio le impide compartir una relación plena con su compañera.

Las mujeres que se someten a las pautas culturales que discriminan conductas sexistas, desprecian su deseo de tener un compañero sexual que las mime y las trate con suavidad. Desvalorizan su necesidad de ternura, como si fuera un defecto femenino y no un genuino componente del encuentro amoroso.

Partiendo de este error, ven en las actitudes recias, violentas un estigma de masculinidad. En el tango se hace un culto de este síntoma: "Si ganaba, gran festín/ meta farra y restorán,/ si perdía me fajaba/ ¡era un tigre mi bacán!".

Tiempos y ritmos

De acuerdo con las pautas tradicionales, el que marca los tiempos del encuentro sexual es el varón. El siente el deseo de penetrar rápidamente y ella se siente presionada a aceptar la penetración, aun cuando no esté suficientemente excitada.

Si se produce una penetración prematura, la mujer pierde la excitación. Recuperar la excitación perdida le resulta difícil, porque durante la penetración la estimulación de los genitales, y fundamentalmente del clítoris, está disminuida o directamente ausente. Si la penetración se realiza sin la adecuada excitación, la vagina no está suficientemente lubricada y, por lo tanto, produce dolor. El dolor enfría.

El varón puede sentirse frustrado por la necesidad de caricias de su compañera. Y puede creer que ella es "lenta" o que tiene una sexualidad "deficiente". La mujer no es lenta, es diferente y su tiempo es distinto del del varón. Si intenta apurarse, se produce el fenómeno contrario: la caída de la excitación. Sin excitación no hay orgasmo. Es fundamental conocer y respetar la diferencia para que ambos gocen del encuentro sexual.

Durante los juegos eróticos es frecuente que el varón pase por períodos de mayor y menor excitación. La excitación sigue una curva, ondulante y creciente hasta llegar al orgasmo. Los distintos niveles de excitación que se producen en este proceso se reflejan en el cuerpo del varón.

Aceptar perder y recuperar su erección le permitirá disfrutar del encuentro sin angustia.

Algunas mujeres, que desconocen la validez de su propio tiempo, acceden a la penetración apuradas por su compañero, sólo para satisfacerlo. Creen que "normal" es lo que desea su compañero y no lo que marca su propio cuerpo. Entre más de lo que uno pudiera imaginar, existe aún la creencia de que el placer sexual está exclusivamente reservado para los varones.

¡Cuántas mujeres renuncian a su sexualidad y fingen la excitación y el orgasmo! Aún hoy, pese al avance de la mujer, persiste en muchas el miedo a sincerarse con su compañero, a comprometerlo con su goce, como ellas se comprometen con el de él, a comprometerse ellas mismas con su propio goce.

Es primordial que la mujer se haga cargo de su placer para compartirlo con su compañero. Después de tantos años de centrar el placer en la gratificación masculina, es necesario cambiar las pautas de la pareja para ocuparse del placer de ambos.

Este libro puede ser la vía para iniciar una comunicación esclarecedora.

Mecanismo de la excitación en la mujer y en el varón

La excitación es semejante en el varón y en la mujer. Quizá le parezca extraño, ya que la excitación en el varón (manifestada por la erección) es muy evidente, en tanto que, a la mujer, aparentemente, no le cambia nada. Pero no es así.

Tanto en la mujer como en el varón la excitación se produce por la dilatación de los vasos sanguíneos de los órganos genitales.

En el varón, la dilatación produce la entrada de gran caudal de sangre dentro del pene. Coincidentemente, las válvulas de las venas se cierran y la sangre queda atrapada en un tejido semejante a una esponja. De esta manera se produce, por un mecanismo hidráulico, la *erección* del pene. El pene aumenta de tamaño, se endurece y se eleva, el cambio es muy evidente. También los testículos ascienden acercándose a la base del pene.

En la mujer, la respuesta es semejante: se produce la vasocongestión de los órganos genitales, aumenta considerablemente el caudal de sangre y los genitales se ingurgitan. En este caso, no existe, como en el del pene, una cápsula que lo contenga, es todo el tejido el que se ingurgita. La dilatación de los vasos ocupa una zona más amplia.

De 10 a 30 segundos después de iniciada una estimulación eficaz, aparece el primer signo de la excitación: *la lubricación vaginal.*

El clítoris crece, se endurece y aumenta su sensibilidad. Los labios internos y el tercio externo de la vagina aumentan de tamaño y de espesor, el color se vuelve rojo intenso. Las paredes vaginales, que en reposo envuelven un espacio casi virtual, se engrosan, se redondean y forman, junto con los labios internos, un canal.

A medida que crece la excitación, los dos tercios internos de la vagina se alargan y distienden. El útero se eleva como resultado de la intensa vasodilatación sanguínea. La vagina se prepara, excitada, para albergar al pene.

El clítoris (glande y cuerpo), los labios internos y el tercio externo de la vagina, tensos y más sensibles, forman la *plataforma orgásmica*.

La lubricación vaginal, que permite que el pene se introduzca sin roces dolorosos, es una trasudación que traspasa la mucosa vaginal desde el plexo venoso, muy dilatado, que circunda la vagina. La lubricación varía a lo largo de la relación sexual: aumenta con la excitación y disminuye al acercarse al orgasmo. Los movimientos de la penetración la evaporan y pueden tornarse molestos. En la menopausia, como ya lo señalé anteriormente, la lubricación disminuye por el descenso hormonal.

La excitación no sólo se produce en la relación sexual, sino a partir de cualquier estímulo erótico: un filme, una caricia, una fantasía, y no siempre existe conciencia de ello. La lubricación es tan precoz y pasa tan desapercibida que la mujer puede darse cuenta de que algo le resultó excitante al percibir, horas después, la humedad vaginal.

Los cambios que caracterizan la excitación, tanto en el varón como en la mujer, se incrementan hasta llegar a una etapa denominada *meseta*, que es la antesala del orgasmo.

La "entrega" de la mujer

Las costumbres señalan que la mujer debe entregarse al varón para disfrutar de su sexualidad. Desde los cuentos de la infancia hay que esperar que llegue el príncipe para que nos despierte del sopor y del sueño. Todo depende de él y a él hay que "entregarse". ¡Qué difícil es cambiar las costumbres! Cuando la mujer es activa y propone juegos y caricias, los varones tienen mucha dificultad en aceptarlo. No quieren perder el rol dominante. Por su parte, las mujeres dudan de asumir un nuevo rol, para defender su goce. Un goce al que están desacostumbradas, ya que la mujer "debe" pensar en los demás, no en sí misma.

Algunas mujeres tienen una imagen ideal, casi mística del encuentro sexual: se entregan para que él les provoque un orgasmo del que son ajenas. Si funciona, todo resulta bien, pero si falla, se derrumban la pasión y el amor.

En la creencia de la naturaleza pasiva de la mujer y de

que el orgasmo les proviene del varón, algunas cambian de compañero, infructuosamente, en la búsqueda de aquel que les "dé" el orgasmo, y otras, por mantener al compañero, renuncian a su propio placer.

En los caminos de la excitación, la mujer debe encontrar los propios y recorrerlos. Y pedirle a su compañero lo que necesita. Pero si la mujer no se compromete con su excitación, le será difícil sugerir, indicar, llevar al otro a acoplarse a un placer que debe ser para ambos.

Las mujeres que participan del encuentro con su deseo tienen una sexualidad muy placentera y un alto porcentaje llega al orgasmo. Estas mujeres y sus compañeros han vencido el prejuicio de que la mujer que es activa y se ocupa de su propia satisfacción, no se entrega al hombre. Sabemos que la entrega de la mujer al varón y del varón a la mujer es satisfactoria para los dos.

Sin embargo, se habla siempre de la entrega de la mujer y no de la entrega del varón. Quizá porque el varón parece que *sí* tiene el derecho y el deber de ocuparse de su propio goce, mientras que la mujer no lo tiene. Si lo hace, no se entrega.

Mitos. Mitos que impiden el encuentro y el placer.

La realidad demuestra que la capacidad de participar plenamente del encuentro sexual, de complacer los deseos del otro y los propios, de gozar de las caricias y disfrutar de los juegos incrementa el placer.

Narración del quinto encuentro

Desde el palier *me llega su alboroto. Las recibo con música suave y un saludo especial para cada una.*

Andrea me pide permiso para comentar algo que le sucedió con la tarea del diálogo con el compañero.

Atiendo su urgencia. Como en otros casos, puede ser de utilidad para el esclarecimiento de todo el grupo.

—No sé qué me pasó el otro día, cuando hicimos el diálogo de esclarecimiento con mi novio. ¿Qué le podía explicar?, ¿dónde empieza a no funcionar? Saben que no lo tengo muy claro. Cuando empezamos a jugar, a tocarnos, me gusta, me siento libre, libre. Pero cuando me penetra, siempre lo mismo, siempre "la del misionero",[9] y yo me siento prisionera. Pero qué le iba a decir: "Ah, a mí me gustaría estar arriba tuyo, o en cuatro patas, o colgarnos de la lámpara". No, yo no sé lo que quiero, lo que necesito para lograr el orgasmo con él, ustedes me entienden, con él adentro.

Todas en silencio seguimos el relato de Andrea, tan atentas que nos sorprende el llanto de Loty. Le hago una seña a Andrea, disculpándome por la interrupción. Le pregunto a Loty si algo del relato le despierta esa emoción. No sin dificultades comienza a contarnos:

—A mí también me resultó muy duro. Muy difícil —solloza Loty—. Cuando nosotros hicimos ese ejercicio, yo no pude hablar. No pude decir nada. Fueron tres minutos de

9. Postura del misionero: postura tradicional para la penetración, en la que la mujer está acostada de espaldas y el varón encima de ella.

silencio. Cuando le tocó el turno a él, habló de él y habló de nosotros. El es un tipo muy sencillo, más joven que yo. Emotivo, cariñoso. Yo soy fría, soy rígida, estoy acostumbrada al esfuerzo: así me recibí de médica. Cuando nos conocimos, pensé que sería una aventura más, pero nos enamoramos. La verdad es que, antes de él, a mí el sexo no me importaba. Lo hacía, sí, pero mi pasión estaba puesta en otras cosas: en mi profesión, en el éxito. Y en ese sentido, yo me sentía tan superior a él. Por eso cuando él me habló, me tocó algo muy adentro. Me dijo que él estaba muy contento y muy agradecido de que yo hiciera este tratamiento, que me ve muy cambiada, que se me está derritiendo el hielo, así me dijo.

—¿Y por qué tanto llanto? —pregunta perpleja Patricia.

—Me emocionó mucho y estoy desacostumbrada —sigue Loty—. El está muy atento a lo que me pasa. Ve un cambio en mí que yo no alcanzo a percibir. Cuando hablamos, me di cuenta de que estamos muy comprometidos con esto. En ese momento, fue como atravesar una barrera.

—¿Una barrera con el pasado, con la Loty de antes? —le pregunto.

—Exactamente —Loty ha dejado de sollozar y tiene una mirada límpida—. Yo creí, desde siempre, que para ser seria tenía que ser fría, para ser profesional tenía que ser fría. Si era sensual, era una "calentona" y ser calentona era un desprestigio, como ser una puta —un silencio, un largo suspiro—. Cuando empecé a venir acá, pensaba que esto era informativo, algo exclusivamente intelectual. Pero me doy cuenta de que toda yo estoy cambiando, casi sin advertirlo. Cuando hicimos el ejercicio, recién ahí tomé conciencia.

—Tomaste conciencia de que no sólo sos una profesional, de que sos una mujer, de que amás y te aman —la apoyo.

—En realidad fue él el que me enseñó a mí, y algo muy

importante. Por eso, cuando Andrea dijo que no sabe lo que quiere, no pude aguantar la emoción —mira a Andrea—. Disculpame por la interrupción.

—Tu interrupción me sirvió porque yo también tengo miedo de que me vean calentona. Yo estaba contando que no había ninguna variedad, que nuestras relaciones eran siempre iguales. Me di cuenta de que siempre lo hacíamos en la misma postura. Cuando jugamos, yo soy decidida, sé que me gusta que me acaricie, que me haga cosquillas en la espalda, que las caricias en el cuello y en los hombros me encantan, y que me acaricie el clítoris es súper. Pero cuando lo tengo adentro, me quedo quieta. Algo me asusta. No soy igual de creativa.

El ejercicio de diálogo y esclarecimiento requiere sincerarse con uno mismo y con el otro, mostrar y escuchar los deseos, enfrentarlos.

—Fue lo que hicimos nosotros: experimentamos —confirma Andrea—. Yo me senté arriba porque recordé lo que explicaste la vez pasada: que es la postura en que mejor se estimula el clítoris. Me sentía muy libre y me gustaba verle la cara a él. —Hay una solidaridad grupal, parece que todas viven la historia junto con Andrea—. No sé cómo decirles lo que pasó después. Nunca me ocurrió algo parecido: empecé a gritar, una corriente de placer me atravesó todo el cuerpo. Tenía conciencia pero no podía parar. Lo quise tanto a Maxi en ese momento. Fue fantástico, tuve un orgasmo como no había tenido jamás.

Distintas posturas, distintos estímulos físicos y mentales. La rutina es capaz de convertir un manjar en un plato indeseable.

Cambio totalmente el clima con una música de ritmo caliente. Se animan.

Hoy vamos a hacer grandes círculos: con la cabeza, con los hombros, con la cintura y finalmente con la cadera. Los pies no se mueven de su lugar y todo el cuerpo describe órbitas alrededor del eje de la columna. Exageramos el movimiento: grandes círculos primero para un lado y luego para el otro.

El cuerpo entra en calor, el movimiento de la pelvis genera placer y regocijo. Ya están mejor dispuestas para conectarse con el tema de hoy: la excitación.

—¿El hombre tiene alguna zona muy sensible, comparable con el clítoris? —me pregunta Mara.

El engrosamiento de la punta del pene, que llamamos cabeza o glande, es la parte más sensible del varón. Tan sensible que a algunos varones no les gusta que les toquen ahí.

—Porque tienen miedo de acabar —salta Violeta.

—A ellos no les gusta que los toquen al final —dice Alicia conocedora—, cuando ya están muy excitados. A nosotras no nos gusta al principio cuando todavía no estamos suficientemente excitadas ¿no?

—Muy buena observación —respondo—. Es importante saber que con altos niveles de excitación, el clítoris duele porque está muy sensible. Por eso, algunas mujeres prefieren las caricias indirectas, a través de los labios vulvares o del monte de Venus.

—¿Existe el punto G? —pregunta Loty.

—Sí, existe. Está ubicado en la pared anterior de la vagina, por detrás del hueso pubiano.

Es necesario dar una respuesta a esa pregunta tan à la page. Pero no quiero ocultarles que el tan mentado punto G me produce una cierta molestia porque puede convertirse en una exigencia para la mujer. Hay quienes lo encuentran y no tienen conciencia de él, hay quienes no lo encuentran y tienen orgasmos satisfactorios.

—Tengo la impresión de que el parto cambió el diámetro de mi vagina, ¿puede ser? Ya no siento el pene como antes —Cristina aborda un tema que es la preocupación de muchas.

—La vagina está rodeada de músculos y se adapta al tamaño del pene. Posiblemente, los músculos pubococcígeos puedan estar distendidos después del parto. Por eso es muy importante estimularlos con los ejercicios diarios. Lo que sentimos con la penetración varía según el grado de excitación, el tamaño del pene, la distensión de la vagina, la lubricación.

—¿No depende del tamaño? —pregunta Mara con malicia—. ¿Por qué los hombres le dan tanta importancia al tamaño?

—Porque atribuyen al tamaño la posibilidad de satisfacer o no a una mujer. ¿Ustedes qué opinan? —les pregunto.

—No es lo único —contesta Patricia—. Pero el largo... y sobre todo el ancho, ¡no me van a decir que da lo mismo!

—Creo que un miembro más grande —dice Mara— estimula con más eficacia.

—Yo prefiero uno chiquito y divertido a uno grandote y tonto. —Judith repite un dicho vulgar.

—Pero esa comparación no sirve —protesta Patricia—. Yo prefiero uno grande y divertido.

—¿Cuál es el tamaño? —pregunta Judith.

—En reposo, el pene mide entre 5 y 10 cm de largo y 2,5 cm de diámetro —les informo—. En erección crece hasta alcanzar un largo entre 12 y 17 cm con un diámetro cercano a los 4 cm. La vagina también se alarga y ensancha durante la excitación. En estado de reposo mide 7 a 8 cm de largo y excitada de 9 a 11 cm, el diámetro pasa de 2 cm en reposo (en la mujer sin hijos) a 6 cm en la excitación. En la que ha tenido hijos, el diámetro es de 3-4 cm en reposo y en la excitación de 6 a 7 cm y 11-12 cm de profundidad. Pero —insisto— la vagina es elástica y se acomoda al pene.

Ya he dicho que sólo el tercio externo de la vagina es sensible; los dos tercios internos, en cambio, no son sensibles al tacto, pero pueden responder a la presión. De modo que un pene largo puede resultar satisfactorio a algunas mujeres y doloroso a otras.

—Yo siento dolor cuando mi marido me dice que soy lenta, que tardo mucho en excitarme —señala Alicia—. ¿A ustedes les pasa?

Es indudable que la excitación femenina en el encuentro sexual es más lenta comparada con la respuesta masculina. La diferencia puede atribuirse a una característica de la respuesta sexual femenina, o al déficit de un estímulo eficaz. Shere Hite afirma que la mujer, durante la masturbación, llega al orgasmo en un tiempo considerablemente más breve que en los juegos o en la penetración del compañero. De lo que se deduce que esta estimulación directa es más efectiva que la indirecta. También es posible que siendo la excitación una fase muy placentera para la mujer, no tenga urgencia por acabar.

—Yo creo que el clítoris es terriblemente sensible —afirma Judith.

Evidentemente Judith está descubriendo su cuerpo. Ella, que ha sido una excelente alumna y se ha destacado en todo, se sintió fracasada cuando se casó: allí se hizo evidente una incapacidad total de aceptar el coito. Cuando Judith y su marido me consultaron, su matrimonio no se había consumado. El había probado durante dos años la penetración sin lograrlo.[10]

10. "Matrimonio no consumado", se trata de las parejas que no han podido lograr la penetración. Son parejas que pueden gozar de los juegos sexuales. El origen puede deberse a una imposibilidad masculina (varones que sufren impotencia o eyaculación precoz), imposibilidad femenina (vaginismo, es decir contracción involuntaria de los pubococcígeos) o a una combinación de la dificultad de ambos. Un dos por ciento de los matrimonios sufre de esta incapacidad.

El tratamiento de Judith fue breve y exitoso: rápidamente consiguieron la penetración. Judith consultó entonces porque no lograba el orgasmo, ni en el coito ni con juegos. Aunque quería ser la mujer diez también en la sexualidad, rechazaba y desvalorizaba lo erótico. Por eso me sorprendió, favorablemente, su entusiasmo.

—¿Estuviste experimentando? —la invito a que nos cuente.

—Hice el ejercicio de aceptación de mí misma y me propuse aceptar mi sexualidad. Me planteé una meta: hacer todos los ejercicios a fondo. Probé con el bidé. Ese sí que es un estímulo diferente —enfatiza Judith—. Sentí que me descontrolaba, me asusté y, como un reflejo, me levanté y me volví a sentar: tenía que hacerlo. Oscilaba entre las ganas de gritar, el miedo, el deseo, la voluntad. Traté de calmarme, pensé en Patricia, en Cristina, en todas las que ya tuvieron orgasmo y en la felicidad que eso les produjo. Tenía claro mi proyecto: quería experimentar el placer, disfrutar del ejercicio sin las inhibiciones que tuve hasta hace poco.

—¿Lo disfrutaste plenamente?

La pregunta de Loty pone de manifiesto que Judith no enfatiza sólo el orgasmo, sino el logro de la sensualidad.

—Totalmente. Sentí que algo, muy adentro de mí cambiaba. No sé si puedo describirlo. Me gustó. Al otro día lo repetí, y también le pedí a Daniel que jugáramos en la bañadera con la lluvia manual, la pasamos por distintos lados. Resultó magnífico.

Así logró su primer premio: tuvo un orgasmo.

—Ahora les voy a explicar las tareas a cumplir.

—¡Qué lástima! Siempre la reunión se acaba cuando más ganas tengo de seguir —dice Andrea mientras saca su cuaderno de notas—. A ver qué sorpresa nos dará Sonia con las tareas de esta semana.

Ejercicios

Ejercicio primero: pubococcígeos

Hasta ahora usted hizo los ejercicios de la primera serie, con un tiempo de dos segundos para la contracción y dos para la relajación. Ahora que sus músculos están más tonificados (puede comprobarlo con un dedo en el interior de su vagina) agregará, al final de cada contracción, una contracción exagerada y, al final de cada relajación-pujo, un pujo extremo.

La repetición, *cuarenta* ejercicios de cada serie dos veces en el día, es fundamental para una buena respuesta.

Ejercicio segundo: goce de la propia erótica

Este ejercicio tiene como objetivo incrementar la respuesta sexual a través de la fantasía erótica. Utilice la literatura erótica, los vídeos, el cuento que usted ya escribió o invente una nueva fantasía. Busque todos los estímulos que puedan ayudarla y juegue con su fantasía mientras acaricia sus genitales.

En este ejercicio no se proponga lograr el orgasmo; una cuota de diversión y ensueño seguramente colaborará.

Ejercicio tercero: roleplaying

El miedo a perder el control durante el orgasmo incide negativamente. El *roleplaying* o la dramatización ayuda a superarlo.

Actúe como si tuviera un orgasmo, exagérelo mientras se acaricia todo el cuerpo, los genitales, suspire, exclame, grite.

Ejercicio cuarto: masajeadores

Los masajeadores o vibradores producen estímulos fuertes que pueden resultar una ayuda en la búsqueda del orgasmo.

Hay vibradores de varias clases: eléctricos y a pilas, pequeños y grandes, simples y con terminaciones intercambiables.

Cómprese uno. Juegue con él, vaya familiarizándose con su intensidad, con su forma. Pruebe en diferentes partes del cuerpo. Experimente alrededor de la vulva ya que en esa zona el estímulo directo tal vez le resulte demasiado intenso.

Ejercicio quinto: masaje compartido con genitales

Usted y su compañero ya realizaron masajes mutuos con la consigna de no incluir los genitales. En esta oportunidad, el masaje incluirá todo el cuerpo, también los genitales.

Tomen una ducha y relájense.

Acuéstese boca abajo mientras su compañero le acaricia la cabeza, la nuca, la espalda hasta llegar a los pies.

Concéntrese en sus sensaciones, sin distraerse. Déjese llevar por el placer.

Luego dése vuelta para que él la acaricie por delante. Comenzará por la cara, el cuello, los hombros, los pechos, los brazos, hasta llegar a los dedos de los pies.

Tómense todo el tiempo necesario. Usted estará mucho mejor dispuesta a devolverle a su compañero todo el placer que él le ha producido.

6

El orgasmo

¡Uf! Dejemos que las mujeres digan cómo es, en lugar de que todos los hombres nos digan cómo debería ser!

SHERE HITE
El Informe Hite

El orgasmo, la gran O, como lo llaman los americanos, ahí donde uno quiere llegar.

No siempre se llega al orgasmo desde la fusión de dos enamorados o desde los destellos de la gran pasión; puede ser, simplemente, el alivio de una excitación momentánea.

¿Qué es el orgasmo? Algunas definiciones que he escuchado en mi consultorio me han resultado más reveladoras que cualquiera que haya encontrado en los libros.

"Tengo una sensación intensa en mi vagina seguida de pulsaciones muy fuertes que se irradian al abdomen y a los muslos."

"Siento que soy toda clítoris y vagina. Siento una tensión deliciosa y perentoria que estalla y me produce sacudidas y estremecimientos, mientras grito y grito. Mi placer es mayor cuando puedo manifestarlo."

"Tengo un calor intenso en el clítoris, que de pronto se

derrama por mis genitales y mi cuerpo. El placer es muy grande... casi irresistible. Me llegan contracciones desde el clítoris, la vagina, el abdomen. Todo vibra con fuerza. Un momento después es todo calma y bienestar."

Algunas mujeres señalan una diferencia entre el orgasmo alcanzado durante la masturbación y durante el coito. El orgasmo producido por la estimulación clitorídea es más intenso, más localizado y de mayor nitidez. El orgasmo logrado durante la penetración brinda una sensación de plenitud muy placentera. El placer en el coito es mas irradiado, más emocional. "Cuando estoy con mi compañero, me gusta disfrutar de sus caricias durante largo rato. Cuando me masturbo, todo ocurre rápidamente." "Yo tenía la experiencia del orgasmo en los juegos. Pero con él adentro fue diferente. Me invadió algo extraordinario y desconocido. Quizás un placer más difuso pero que me conmovió como nunca."

El placer del orgasmo recorre una amplia gama de intensidades. La intensidad varía de una persona a otra y de una oportunidad a otra.

La duración del orgasmo es muy breve en comparación con las fases que lo preceden.

El orgasmo se caracteriza en el varón y en la mujer por la contracción involuntaria de los músculos pubococcígeos y de los bulbo e isquioacavernosos. En ambos se movilizan idénticos músculos y las contracciones (3 a 15) tienen un ritmo semejante.

Sin embargo, existen importantes diferencias entre el orgasmo del varón y la mujer.

Diferencias y puntos de contacto entre el orgasmo femenino y el masculino

El orgasmo masculino se desencadena, principalmente, por la estimulación rítmica del glande y, en menor medida, del resto del pene. El orgasmo femenino se produce, especialmente, por la estimulación del clítoris. Mientras que en el varón la respuesta se evidencia en el mismo lugar del estímulo, es decir el pene, en la mujer la respuesta al estímulo del clítoris se refleja, principalmente, en las contracciones del tercio externo de la vagina, del útero y del esfínter anal.

El orgasmo femenino tiene un solo tiempo: el de las contracciones. El orgasmo masculino tiene dos tiempos: en el primero, el semen se acumula en la base del pene y el orgasmo ya no puede detenerse. Este tiempo se conoce como de *inevitabilidad eyaculatoria.* En el segundo tiempo, las contracciones producen la *eyaculación,* es decir la salida del semen por el meato urinario.[11]

Para el placer y no para la reproducción

La eyaculación que acompaña generalmente al orgasmo del varón sirve para la reproducción. En la mujer, la ovulación, necesaria para la reproducción, es independiente del orgasmo.

¿Para qué sirve el orgasmo femenino? Sin duda, no para la reproducción.

Si el lugar reservado para la sexualidad de la mujer estuvo, durante años, pura y exclusivamente ligado a la reproducción, qué clase de subversión representa este orgasmo, sólo por placer y no al servicio de la reproducción.

Si el orgasmo femenino fuera necesario para la repro-

11. Algunas mujeres me han consultado, alarmadas, porque durante el orgasmo mojan la cama. Los estudios han demostrado que algunas mujeres tienen una eyaculación que proviene de restos de tejido prostático. No es orina como alguna vez se creyó y no contiene espermatozoides.

ducción, los científicos hace tiempo se habrían ocupado de allanar los caminos para que se produzca.

El placer sexual hace poco tiempo que ocupa un espacio en las investigaciones científicas.

El orgasmo de la mujer es una rareza, en comparación con hembras de otras especies que sólo copulan durante el período de celo. La hembra humana tiene una capacidad sexual continua y selectiva, ya que la cópula no depende de su celo y elige al macho de su gusto.[12]

El orgasmo femenino se ha independizado de la función reproductora y está vinculado exclusivamente al placer que garantiza la reiteración de la cópula.

Multiorgasmia

Algunas mujeres pueden experimentar un orgasmo y otro y otro y otro. A esta cualidad se la llama *multiorgasmia*. En niveles muy altos de tensión sexual, un orgasmo se puede continuar con otro sin pasar por el estado de meseta.

Algunas mujeres siempre tienen varios orgasmos; otras, sólo en alguna ocasión.

12. Algunas hembras primates son sexualmente activas incluso fuera del período de celo. Según la doctora J. B. Lancaster, los primates tienen mayor ductilidad sexual de la que imaginábamos. Las hembras tienen un comportamiento activo para lograr el éxito de sus actividades sexuales. También se ha observado que la elección de la hembra tiene mucha importancia a la hora de conseguir un compañero sexual, y que las luchas de los machos no son definitorias de con quien se queda la hembra. A diferencia de lo que se creía, la elección sexual de la hembra de esta especie determina pautas sexuales y sociales de importancia. Las hembras demuestran tener conductas sexualmente activas para el logro del orgasmo.

Esta capacidad de la mujer no ha sido debidamente considerada. Tal vez porque, como lo vengo diciendo en todo el libro, las mujeres han aceptado las leyes sexuales masculinas e incluso las han adoptado como si fueran propias.

La mujer se rige por la sexualidad del varón, olvidando que su sexualidad es diferente. En ese sentido, un orgasmo tras otro parecería ser una falla y, si no hay conciencia de esta diferencia, la mujer puede limitar su capacidad de goce.

El varón tiene un *período refractario*:[13] luego de un orgasmo necesita un tiempo para volver a excitarse. En tanto que la mujer puede volver a excitarse sin intervalos, una y otra vez.

Si la mujer pretende que su pareja la acompañe en su multiorgasmia puede ser tildada de exigente. Incluso he escuchado muchas veces en mi consultorio a mujeres que, por ignorar los mecanismos de su propia sexualidad,se sienten "insaciables", "locas". Un sentimiento de culpa las invade, fomentado y ayudado por sus compañeros, que ven en esta posibilidad de la mujer una amenaza a su masculinidad.

Qué diferente sería si el varón en lugar de sentir su limitación sintiera el goce de poder compartir este efecto.

Ya desde la mitología, los varones tuvieron a mal aceptar la capacidad de goce de la sexualidad de la mujer. Según la versión de Apolodoro, en una disputa entre Zeus y Hera acerca de quién goza más, si el varón o la mujer, Zeus interroga a Tiresias. Nadie mejor que él para responder, pues en el pasado Tiresias ha sido mujer y, por lo tanto, conoce la respuesta. Tiresias responde: si el placer tuviera

13. Ese tiempo depende de la edad y de otros factores: buen estado físico, alimentación adecuada, capacidad de gozar de la sexualidad, la frecuencia de las relaciones, el amor, el deseo.

diez partes, los hombres gozarían sólo de una y las mujeres de nueve. Enfurecido por la respuesta, Zeus lo ciega.

Fase de resolución

La *fase de resolución* que sigue al orgasmo se caracteriza por la vuelta al estado de reposo y la descongestión de los genitales.

Cuando se lo ha intentado y no se llega, no sólo se tarda mucho más en alcanzar el estado de reposo, sino que produce dolor en el varón y en la mujer.

Orgasmo clitorídeo, orgasmo vaginal

Una larga controversia se ha desencadenado sin lograr aclararse hasta el presente. Hay quienes sostienen que existe un único mecanismo que es la estimulación del clítoris. Otros creen que existen dos mecanismos distintos para desencadenar el orgasmo: la estimulación del clítoris y la estimulación vaginal.

Yo considero que es la estimulación del clítoris lo que desencadena el orgasmo. La penetración enriquece el placer, pero no es imprescindible.

Masters y Johnson, los investigadores que estudiaron más profundamente la fisiología sexual, observaron una sola clase de orgasmo: el producido por la estimulación clitorídea.

Otros reconocidos investigadores como Fisher y Singer evaluaron respuestas diferentes que corresponderían a distintos orgasmos. Singer diferencia el orgasmo "vulvar" (desencadenado por la estimulación clitorídea directa o indirecta y que se manifiesta con contracciones vaginales) del orgasmo "uterino" (que caracteriza como más emocional y sin contracciones). Ambas reacciones pueden complementarse.

Aunque esta controversia aún no ha sido aclarada, todos los sexólogos disienten con Freud cuando afirma que el orgasmo clitorídeo es índice de inmadurez y que el orgasmo adulto es el vaginal.

Si el orgasmo femenino "maduro" sólo "debe" producirse por estimulación vaginal, la relación sexual se limita entonces a la penetración.

¿Es suficiente el estímulo de la penetración para que la mujer logre el orgasmo?

Durante la penetración, el movimiento del pene estimula sólo indirectamente el clítoris. En la postura habitual, el varón, apoyado en la pelvis femenina, estimula indirectamente el clítoris. Algunas mujeres descubren el orgasmo por primera vez sentadas a horcajadas sobre el cuerpo delcompañero: en esta posición, el clítoris es inducido directamente.

La gran mayoría de las mujeres no alcanza el orgasmo sólo con la penetración. Algunas creen que se debe a una anormalidad física, se lamentan de que su clítoris está demasiado alejado de la vagina, que es demasiado chico o que está demasiado cubierto.[14]

Otras creen que la masturbación es un mal hábito que impide alcanzar el orgasmo durante el coito. Falso. La ausencia de orgasmo durante la penetración es por falta de estímulo eficaz. Seymur Fisher, en una investigación que comprendía a 300 mujeres, encontró que sólo el 30 % de las

14. Todavía existen médicos que proponen operaciones quirúrgicas para solucionar la anorgasmia y, lamentablemente, todavía existen mujeres que se someten a ellas, sin éxito.

casadas llega al orgasmo en el coito y que sólo el 20 % lo logra sin caricias manuales.

Es fundamental que los amantes tengan en claro que la necesidad femenina de caricias, así como de tiempos diferentes no es índice de una deficiencia femenina o masculina. La consideración de las diferencias permitirá el encuentro entre dos personas con características y ritmos naturalmente distintos.

María Luisa Lerer, la sexóloga argentina que tanto ha hecho para cambiar la mentalidad de la mujer y del varón, observa: "Los varones tienen mucha sensibilidad en los órgamos genitales y las mujeres tenemos sensibilidad expandida a lo largo de toda nuestra piel y una gran anestesia en los genitales. Hay que ir descubriendo la forma de sensibilizar al varón en todo el cuerpo y la manera de que las mujeres sensibilicemos nuestros genitales, así se podrá lograr un encuentro placentero".

Narración del sexto encuentro

Apoyo la bandeja sobre la mesa. El té de hierbas humea mientras observo el grupo compacto que ellas forman. En el centro, Mara les muestra su última adquisición: un vibrador. Ella y Loty habían salido de compras. La calle Lavalle fue testigo de sus timideces y sus risas.

—El vendedor, muy atractivo, nos presentó los distintos modelos. Había para todos los gustos —comenta Mara—. Yo elegí uno con forma alargada, como si fuera un pene.

Entusiasmada, Loty saca su vibrador del bolso:

—Yo elegí éste, que tiene todas estas partes. Es eléctrico y es tan intenso que termina con todas las inhibiciones.

—A ver —dice Patricia extendiendo la mano— ¿Me lo prestás?

Loty se lo alcanza y todas curiosean.

—¿Y lo usaste? —pregunta Alicia.

—Sí, lo probamos con Carlos. Fue idea de él hacer el ejercicio del masaje con el vibrador. Al principio estábamos un poquito intimidados.

—Una idea brillante —comento—. ¿No es verdad?

—Tal cual. Empezamos con el masaje pero después nos entusiasmamos y terminamos haciendo el amor. Probamos varias posiciones hasta que encontramos una en la que se podía usar el vibrador mientras me penetraba.

—¿Te gustó? —le pregunta Patricia.

—Mucho.

Todas miran a Loty con curiosidad. Se produce un silencio cómplice. Mara me mira con ganas de retomar lo suyo. Le pregunto a Loty si desea agregar algo más y niega en silencio.

—Me da un poco de vergüenza contarles lo que me pasa

—Mara mira al suelo y es evidente que hace un esfuerzo para continuar—. Yo siempre, con los ejercicios de estimulación, me ponía uno o dos dedos adentro de la vagina. No sé, como si necesitara tener algo adentro. Por eso, cuando fui con Loty, se me ocurrió elegir uno con forma de pene. Si Sonia no lo hubiera sugerido, yo no me habría animado a comprarlo, pero, en realidad, hace rato que tenía ganas de tener uno. Cuando llegué a casa, lo probé. Primero, en mi mano, en los brazos. Le puse un aceite del cuerpo para suavizarlo,para que no se note la goma y empecé a jugar con él en mis pechos, en mi vulva. La vibración me excitó más rápido de lo que me podía imaginar. Cuando lo puse adentro de mí, tuve un orgasmo muy intenso. Muy intenso.

—El estímulo que produce el vibrador es muy intenso y ayuda a lograr el orgasmo.

—A la salida, urgente, me compro uno —la ocurrencia de Andrea produce una risa general.

Mara eligió un vibrador adecuado a sus deseos de penetración. Loty jugó con el vibrador en compañía de su marido. Vencer los prejuicios habituales posibilita alcanzar una meta.

Les propongo una relajación acompasada por la respiración. El cuerpo en íntimo contacto con el suelo, los ojos cerrados, el aire entrando y saliendo, la música de una cadencia prolongada, las tensiones cada vez más lejos. Sí, ya están tranquilas.

—Hoy vamos a hacer un ensueño dirigido para viajar en el tiempo y en el espacio de nuestra mente. Imaginen que tienen una pantalla delante de sus ojos cerrados —mi voz se suaviza, se hace casi un murmullo—. En esa pantalla proyectarán una escena: la de su primer encuentro sexual. Lo están viviendo. Me está sucediendo a mí, ahora. ¿Con quién estoy?, ¿cuántos años tengo?, ¿dónde estoy?, ¿estoy

tranquila, expectante?, ¿sé lo que me va a pasar? Recuerdo los detalles, miro a mi acompañante, observo sus gestos. Mi sentimiento está vivo y presente.

El tiempo no ha pasado en vano. Ellas ya están en condiciones de convocar estos recuerdos siempre tan importantes. Nada parece perturbarlas. Sólo se oye la música. Los minutos siguientes resultarán escasos para algunas y largos para otras. Sin duda, los sentimientos que despierta este recuerdo son muy variados.

Les propongo despedirse de esta escena y, en los caminos del recuerdo, llegar al momento del último encuentro sexual.

—¿Quién es mi compañero?, ¿qué sentimiento me despierta?, ¿qué sensaciones?, ¿qué expectativas tengo?, ¿cuál es mi actitud? ¿Expreso lo que quiero?, ¿sé lo que necesito?

El último encuentro sexual puede ser, para algunas, un recuerdo caracterizado por una expectativa frustrada. Es muy importante que cada una reconozca qué necesita para que el encuentro sea placentero.

Pasados unos minutos, les propongo la última parte de este ejercicio.

—Me veo en un encuentro sexual que aún no he vivido, que me gustaría vivir, que puedo hacer presente aquí, ahora. ¿Cómo estoy?, ¿cómo me siento? ¿Con quién estoy?, ¿dónde estoy?, ¿qué ocurre?, ¿qué hago para que ocurra de esa manera?

Me detengo expresamente en esta pregunta. Indudablemente, ésta es una parte difícil del ejercicio ya que tienen que visualizar lo que quieren y cómo conseguirlo.

Alicia suspira y sonríe con placer, quisiera saber lo que está pensando. Loty está muy concentrada, como si estuviera haciendo los deberes. Más allá, Andrea, relajada, con su postura toda entrega y placer.

Es hora de cosechar los resultados del ensueño dirigido. Al sacarlas del ensueño, Patricia se despereza ruidosa, Cristina se apura a abrir los ojos, Judith parece desoir mi indicación de sentarse para compartir.

—Recordé algo que pasó hace tanto tiempo que dudé si había pasado realmente —Violeta tiene una expresión nueva—. Cuando era chica, mi papá me llevaba a un bar en el barrio de su infancia, ahí se encontraba con sus amigos. En ese lugar me hice amiga de algunas chicas. Mientras ellos jugaban a las cartas, nosotras salíamos a la calle y jugábamos con chicos del barrio, mucho mayores. Había uno que me gustaba y me daba miedo al mismo tiempo. En el ensueño recordé una noche que él se nos acercó. Nos estuvo hablando de cosas que nos excitaban y nosotras lo mirábamos desde un balcón. El estaba abajo y, después de un rato, no sé cómo, nos mostró el pito. Nunca había visto algo tan gigante y ¡sin pelo!. Como me habían contado que cuando crecías te salía pelo, me lo había imaginado todo peludo —Violeta disfruta vivamente del recuerdo—. El me invitó a tocarlo y me juró que no me haría daño. Yo sabía que él no iba a lastimarme, sino todo lo contrario, pero no me animaba porque estaban las otras chicas. ¿Qué iban a pensar? Así que no hice nada. La calentura me duró un tiempo y después me fui olvidando.

—¡Y después de tantos años apareció ahora! —se asombra Patricia.

—¡Sí, qué curiosa la memoria! —dice Violeta—. Ese balcón desde donde lo miraba tenía un clavo y me enganché la pollera tableada. Durante años, sólo recordé el clavo en el balcón, mi falda rota, el miedo de que mi mamá me retara. El apareció ahora. ¡Pequeño detalle, me había olvidado!

—El desplazamiento a un detalle es una característica de la represión. No podías acordarte de lo que había pasado porque debía ser tu primera excitación con otro y segura-

mente la sentiste prohibida. Tenías miedo de que tu mamá, tus amigas, te retaran por tu calentura. Por eso lo guardaste muy bien guardado. Pero como la mente no olvida, dejó una señal. La pollera rota puede aludir a la pérdida de la virginidad —agrego.

Recuerdo la expresión de Alicia durante el ejercicio y le pregunto si quiere compartir con nosotras sus vivencias.

—Ya lo creo —responde vivamente—. En la última parte del ensueño dirigido, la del proyecto, me hice toda una película. Pero en lugar de irme al futuro, recordé el primer baile con Raúl. Era la fiesta del día de la primavera. El me sacó a bailar. Aunque nos conocíamos desde chicos, era la primera vez que me trataba así: como un hombre trata a una mujer. Raúl estaba elegante, creo que era la primera vez que lo veía de traje. Yo tenía un vestido vaporoso, muy vaporoso. Me sacó a bailar, me abrazó con tanta fuerza que mis pechos se apretaron contra su cuerpo. El es mucho más alto que yo, me llevaba casi volando. Girábamos y yo tiraba la cabeza para atrás para lucir mi melena, me había dicho que le encantaba. Me sentía transportada en sus brazos. Eramos una pareja de película.

—Vos misma te das cuenta de que cuando tenés que transportarte al futuro evocás el pasado. ¿Dónde está el proyecto? Parece que no podés salir de la añoranza —le señalo.

—Esperá, todavía no terminé de contarte mi película. A mí me sirvió acordarme de esa época, recuperar ese clima de juego, de excitación, que, evidentemente, perdí. Pero dejame que siga. Mientras bailábamos, yo sentía el deseo en la mirada de Raúl, como si me desnudara y, en una de esas vueltas —Alicia se detiene, sonríe divertida, busca nuestra atención antes de seguir— mi vestido vaporoso caía. Sí, yo estaba en sus brazos, bailando, totalmente desnuda. Entonces, yo también lo miraba... fuerte —hay un brillo audaz en

su mirada cuando nos cuenta—. Y plash, la ropa de Raúl también caía al suelo. Pero era yo la que lo había desnudado: mi mirada, mis ganas de él. Girábamos y girábamos hasta que él me extendía sobre un campo de flores.

—¿No estaban en una fiesta? —interrumpe Judith—. ¿No había gente?

—Antes. Pero ahí ya habíamos entrado en nuestra zona mágica —es evidente que quiere seguir con su "película"—. Mi cuerpo extendido sobre las flores, y él sobre mí. Después rodábamos abrazados, nuestra humedad mezclándose con la humedad de los pétalos. Nos amábamos con toda esa fuerza del sol sobre nuestros cuerpos... Fue maravilloso.

Alicia ha logrado conmovernos.

—Qué bueno que debe haber sido recuperar esa primavera, la primavera que está dentro de cada una. Sólo hay que buscarla.

—Yo creo que estoy encontrándola. No sólo por lo del sueño. Desde que vengo acá, empecé a mejorar. Ahora pasamos buenos fines de semana. ¡Hasta nos divertimos juntos! Yo cambié, pero él también cambió.

—Es natural que cuando uno cambia su cambio modifica también al otro —le aclaro.

—Depende de con quién estés. Yo creo que a mi marido no le cambia nada que yo cambie. Hasta le molesta, me parece —se lamenta Cristina.

—Lo que planteás es un tema fundamental que vamos a desarrollar en nuestro próximo encuentro. Creo que hoy han pasado cosas importantes y me gustaría que pudiesen reflexionar acerca de ellas.

Antes de despedirnos, les explico las tareas para el próximo encuentro.

Ejercicios

Ejercicio primero: pubococcígeos

En el capítulo anterior usted comprobó la fuerza de sus músculos. Ahora acompañe el movimiento exagerado de la primera serie con la respiración: con cada contracción, inspire y con cada relajación largue el aire. Busque un ritmo que le resulte cómodo y armonioso.

Repita *cuarenta* ejercicios de cada serie, dos veces por día.

Ejercicio segundo: combinación de recursos

Este ejercicio tiene como objetivo gozar la estimulación con un amplio bagaje de recursos.

Usted ha experimentado las fantasías eróticas, los cuentos, los vídeos, las caricias manuales y otras formas de estímulos genitales de acuerdo con las sugerencias de este libro.

Ahora, tómese la libertad de combinarlos. Si a usted le resultó estimulante el bidé, parta de este estímulo, condiméntelo con esa fantasía del ensueño dirigido, permítase aquella caricia que tanto le gustó.

Del mismo modo puede combinar el estímulo de un vídeo con el uso del vibrador o con caricias.

Ejercicio tercero: masajeadores

Usted ya probó el masajeador a solas. Ahora se trata de incluirlo en los juegos con su compañero. Ambos pueden disfrutarlo. Reconozcan juntos las distintas sensaciones que les despierta. Pruébenlo en el cuerpo y en los genitales.

Si su compañero tiene dificultad en aceptar el masajeador, explíquele que para usted puede ser una ayuda para llegar al orgasmo.

Ejercicio cuarto: intimidad compartida

Ahora que usted tiene una conciencia más clara de sus genitales, puede intentar compartir con su pareja este conocimiento.

Dígale que desea que él conozca sus genitales así como usted quiere conocer los de él. Hágalo abiertamente, con buena luz. Es importante que tanto lo que se ve como lo que se dice sea muy claro.

Comience usted: muéstrele cada parte de sus genitales, explíquele lo que usted ha descubierto de su sensibilidad (un espejo de mano puede serle útil para observarse mientras le muestra a su compañero).

Cuando haya concluido, estimúlelo a que él haga lo mismo con su cuerpo, anímelo a que él le descubra sus mecanismos de placer.

Usted puede sentirse inhibida si nunca se ha expuesto, de esta forma, ante otros ojos. Pero no sabe cuánto podrá ayudarlos este sinceramiento en sus futuras relaciones. La intimidad y el conocimiento mutuo son fundamentales para una relación placentera.

7

La intimidad de la pareja

La unión entre hombre y mujer es como el apareamiento entre el Cielo y la Tierra. Gracias a su correcto apareamiento, el Cielo y la Tierra perduran eternamente. Los humanos han perdido este secreto y, por consiguiente, se han hecho mortales. Al conocerlo se abre el camino hacia la inmortalidad.

NICK DOUGLAS, PENNY SINGER
Shang-Ku-San-Tai-Secretos Sexuales

Ya ha aprendido mucho sobre usted, sobre su cuerpo, su sensibilidad y sus fantasías. Está preparada para el goce. Es el momento de compartirlo con su compañero.

Pero compartirlo implica que entra en juego no sólo otra persona sino la particular historia de esa pareja que ustedes conforman.

Diversos factores se conjugan en esta etapa que influirán notablemente en el éxito o en el fracaso de este proyecto. Nunca será lo mismo si los dos integrantes de la pareja se sienten capaces de experimentar nuevas sensaciones en el terreno sexual que si están muy ceñidos a los esquemas tradicionales, si son capaces de aceptar el cambio en el otro o lo resisten, si responden a las sugerencias del compañero o las toman como una afrenta.

En esta etapa es importante el deseo de ayudarse mutuamente, la disposición a renunciar a los pequeños egoísmos que puedan frenar el encuentro, así como mantener viva la imaginación y permitirse otras posibilidades de goce. Aquel pensamiento negativo *no puedo, no puedo*, que acompañó la etapa anterior es reemplazado por un *ahora sí puedo*, fundamental para el éxito.

Cuando la pareja llega a un acuerdo en respetar las particularidades y los tiempos de ambos, el éxito es casi seguro. El objetivo de disfrutar de una sexualidad compartida satisfactoria los ayudará a ir acoplando sus ritmos en este camino.

Reacciones ante el cambio

A lo largo de mi experiencia en el tratamiento de mujeres con preorgasmia he comprobado que cuando ellas alcanzan el orgasmo aparecen distintas respuestas en el compañero: alegría, temor, entusiasmo, rivalidad, hostilidad.

Alegría: porque ahora sí puede disfrutar de la sexualidad con una compañera activa, que sabe lo que desea, que participa y está contenta con su sexualidad. La ilusión en la pareja reaparece y el amor se recupera.

Temor: porque el cambio lo sitúa en un lugar diferente y ahí no sabe cómo manejarse.

Entusiasmo: porque es ella misma la que ama, pero es otra con la que ahora puede jugar a muchos juegos y amar de otra manera.

Rivalidad: porque ahora es ella la que quiere imponer tal o cual cosa, en un dominio que antes era exclusivamente de él.

Hostilidad: porque esa mujer que siente así y que lo expresa, no se acomoda a su imagen de esposa. Quién sabe si él no puede con ella, qué podrá hacer.

No sólo su compañero tendrá reacciones ante este cambio que se produjo en usted. Muchas veces, usted misma, aun cuando haya aprendido a disfrutar de su sexualidad y le parezca que ello es un logro, será quien actúe en contra. La dificultad anterior, al fin, le había dado un lugar, una excusa que ya no tiene. Ahora usted es tan responsable como él del placer, y deberá hacerse cargo.

Frente a toda situación de cambio, puede aparecer una reacción. No hay que alarmarse, es una resistencia que va desapareciendo en la medida en que ambos se reacomodan a la nueva sexualidad.

Las viejas discusiones

En esta etapa usted deberá convivir también con aquellos reproches incrustados en su relación. Usted con: "que no te preocupás por los chicos", "que no me das el dinero suficiente", y él con "que llego a casa cansado y me recibís siempre con problemas", "que nada te alcanza".

Sí, todo esto puede ser cierto pero ahora, en la cama, se sienten bien juntos y deberían tener la sabiduría de llevar a un segundo plano estas cosas de siempre y poner el acento en la unión y no en las discusiones atávicas.

Estas discusiones, en otro momento de la relación, estaban posiblemente reflejando los conflictos sexuales pasados. Por eso es tan importante, en esta etapa, centrarse en la unión y no en las desavenencias. Es fundamental que usted tenga esto presente y se lo recuerde a su compañero, porque estas discusiones pueden empañar aquello que están logrando en otra área.

La intimidad

El resguardo de la intimidad es otro factor que muchas parejas han descuidado. Es frecuente escuchar que ni siquiera tienen llave en su dormitorio, e incluso algunos temen cerrar la puerta. En esta etapa, en la que están logrando un encuentro erótico, es importante darse un espacio privado para el placer. Un espacio que permita expresarse libremente sin el miedo a ser escuchado o interrumpido.

Los hijos, los quehaceres de la casa, las preocupaciones del trabajo son, muchas veces, una manera de eludir la intimidad.

El miedo a la intimidad, el temor a quedar a merced del amor, esa droga tan sublime como peligrosa, puede llevar, sin siquiera darse cuenta, a fabricar un pretexto para evitar la intimidad.

Según Willy Pasini, compartir la intimidad exige que se superen ciertos miedos ancestrales, entre otros y en primer lugar el miedo a una fusión-confusión excesiva, el miedo de descubrirse demasiado.

La intimidad nos exige "desnudarnos" ante el otro, exponerle nuestros secretos y nuestras debilidades.

Autoestima

Para acceder a la intimidad se necesita una cuota de autoestima. El convencimiento de que se es valioso y de que se puede compartir ese valor sin ser rechazado es fundamental para la intimidad.

Cuando alguien está inseguro de sus valores tendrá dificultades para mostrarse ante otra persona y desconfiará de quien intente trasponer la barrera que él ha fabricado. Aquel que no se valora sentirá como una amenaza la proximidad del otro. Para mostrarse tal como es, debe comenzar por aceptar sus propias virtudes y defectos, así como las de su compañero, y confiar en su capacidad de amar a otro y a usted misma. Cuando la exigencia es muy grande, nadie es suficientemente bueno. Un juicio benévolo y tolerante le permitirá valorizarse y valorizar al otro, correctamente.

La autovalorización se construye, también, con el amor recibido a lo largo de la vida y, fundamentalmente, en la infancia. Si usted ha crecido en el seno de una familia con vínculos afectivos saludables, tendrá un alto potencial para involucrarse afectivamente y gozar de la intimidad con su compañero.

Si su modelo de pareja parental es el de dos personas distanciadas, sin intimidad o, por el contrario, el de unos padres tan unidos que no se puede distinguir uno del otro, usted tendrá que hacer un reaprendizaje para poder acercarse a su compañero sin el temor a "diluirse" en el encuentro.

La seguridad de mantener la propia identidad, independiente de la proximidad con el otro, es una de las garantías para la intimidad. Compartir intensamente con otro, sin dejar de ser uno mismo permite confiar en la seguridad del vínculo afectivo y reconocer el deseo o la necesidad de estar con otro.

La confianza en la propia capacidad de discernir si se puede o no confiar en el otro permite entregarse y amar en las situaciones amorosas, y sentir temor y alejarse en las situaciones agresivas o peligrosas. Un adecuado mecanismo de defensa facilita la aproximación con el otro en el marco de la seguridad y el afecto.

Los perfumes de la intimidad

La proximidad necesaria para la intimidad sexual tiene relación con aspectos no conscientes del contacto. Por ejemplo, los olores. Los olores despiertan la excitación o generan el distanciamiento. Están vinculados a las zonas más arcaicas del cerebro, esas zonas que gobiernan la conducta animal.

Las feromonas, sustancias afrodisíacas que segrega la piel, producen una fuerte atracción sexual. El aroma del cuerpo y los perfumes son también estímulos a la hora del encuentro sexual.

La importancia del olfato en la atracción entre el varón y la mujer ha sido culturalmente minimizada, quizá porque olerse parecería ser privativo de los animales.

El encuentro sexual

Cada encuentro sexual es tan particular que sólo me atrevo a compartir con ustedes las páginas de un diario, que una paciente me autorizó a publicar.

> Voy a contarlo tal como lo viví. Quiero dejarlo grabado porque nunca me sentí como en ese momento.
>
> No hay nadie en la casa. Aun así cerramos la puerta con llave, desenchufamos el teléfono, no queremos que nadie ni nada nos interrumpa.
>
> La música siempre fue un estímulo para Nicolás y para mí. El pone aquella música que tanto representó en nuestra historia. Me invita a bailar. Me gusta mirarlo, sus movimientos son cortos, como contenidos, como si no se soltara del todo, apenas un poco las piernas y las caderas acompañando. Tiene un cuerpo fuerte,varonil.

Aun sin mirarlo puedo sentir sus ojos puestos en mí. Pasa algo intenso entre nosotros. Dudo, tengo ganas de acercarme y ganas de seguir así, deseándolo.

Estira su mano invitándome, yo me acerco, despacito. Estoy engolosinada con lo que está pasando, con lo que imagino que va a pasar. Nos miramos muy fijo, sus ojos dicen muchas cosas. Me asusta que él descubra en los míos lo que yo estoy sintiendo. Me besa despacito, sin dejar de mirarme, le tomo las manos, lo acaricio.

Estamos vestidos. Me gusta sentir cómo su mano avanza y avanza atreviéndose más allá, en la piel escondida, en los pechos, en el abdomen, en las nalgas. Siento que sus caricias me excitan cada vez más. Tengo ganas de meter mi mano debajo de su camisa, tocar su piel.

Desprende mi blusa y el corpiño, acaricia mis pezones, tocándolos hasta que se ponen tensos. Me recuesto sobre la cama, lo atraigo hacia mí. Le tomo la cabeza con las manos, le doy un beso profundo, muy profundo, siento su lengua dentro de mí.

Quiero acariciarlo todo, sin ropa. Nos desnudamos. Qué lindo es su cuerpo desnudo. Lo acaricio, todo, lo beso, todo. Mi vagina se humedece. Me acaricia y me estremezco. El contacto es demasiado intenso. Le pido que me bese, a él le encanta hacerlo. El quiere que lo toque de esa manera que tanto le gusta.

Quiere penetrarme, yo lo demoro (necesito estar muy excitada para que la penetración no me enfríe). Sonríe, él entiende. Seguimos jugando. Cuando tengo muchas ganas de tenerlo adentro, se lo pido. Buscamos una posición cómoda para que pueda acariciarme el clítoris. Probamos una, probamos otra. El placer aumenta y disminuye. Sé que estos altos y bajos son normales. Ya no me angustio cuando me enfrío, sé que recuperaré la excitación. Sé que tendré mi orgasmo.

Me gusta acariciarme los pezones. A él lo excita mirarme. Le aprieto las nalgas, él ya no puede parar, da un grito. Siento en mi interior cómo su pene aumenta, vibra, me llena. Siento que su placer es muy grande. Nos sonreímos.

Lo retengo dentro de mí, me acaricio, me acaricia. Puedo seguir, jugar, moverme. Recuerdo su orgasmo reciente, me excita la fantasía. Las caricias se aceleran, mi excitación crece y crece. Siento que mi cuerpo se tensa, siento que de mi vulva crece un fuego que me llena toda. Y estallo en colores, en sensaciones.

Siento que lo amo, que lo amo.

Recuerdo las primeras entrevistas con esta pareja, recuerdo la crisis en que estaban, y me siento feliz de ver cómo, mediante el tratamiento, pudieron llegar a este punto. Las páginas de este diario son suficientemente elocuentes.

Narración del séptimo encuentro

Me acerco al círculo que forman delante de las ventanas iluminadas por el sol que es sólo un rayo de color cobrizo.

La reunión se presenta animada. El tema de hoy, la tarea con los compañeros, es el origen de los comentarios enfervorizados.

Patricia, entre divertida y orgullosa, me dice:

—Qué útil me resultó el ejercicio de la intimidad compartida.

—¿Con quién lo compartiste? —salta Judith, curiosa.

—Ya conocen a mis amigos —le contesta— entre ellos elegí al dulce de Eduardo. Cuando le propuse el ejercicio aceptó encantado. No les voy a negar que al principio me resultó un poco chocante, pero cuando le expliqué lo que quería, tal vez porque le hablé con seguridad y conocimiento, me sentí cómoda nuevamente. Durante el ejercicio él me mostró cómo le gustaban las caricias. Yo le pregunté muchas cosas y aprendí una barbaridad, más que en los libros. Disfrutamos juntos y les puedo asegurar que la lección sirvió: me acarició como nadie lo había hecho.

Loty asiente, tan efusivamente, que la invito a que nos cuente.

—Nosotros también lo disfrutamos mucho —comenta Loty, emocionada—. Aunque nos conocemos desde hace mucho, recién ahora estoy perdiendo la vergüenza de mostrarme tal cual soy, y el ejercicio nos ayudó tanto que por primera vez pudimos complacernos plenamente. No se imaginan lo que me dijo Carlos, que este grupo le sirvió a él tanto como a mí.

—Hay maridos y maridos —dice Cristina con tono quejumbroso—. El mío reaccionó de una manera espantosa. Ya

iba a abandonarlo todo cuando me dije: esta terapia la hago para mí.

—Bien, esa convicción te permitirá, ahora y siempre, elegir tu mejor posibilidad —le digo.

—No creas que me fue fácil. Me sentí tan sola que me encerré a escribir —la expresión de seguridad y madurez son inéditas en el rostro de Cristina—. Me gustaría leer lo que escribí para que me comprendan.

—Adelante —la invito.

Cristina saca un cuaderno de notas y lee:

Fernando, al principio, se burlaba un poco de lo que él llamaba "ese grupito tuyo". Más tarde cambió, estaba contento con las propuestas de esta nueva mujer en la que me convertí, que participaba activamente y le sugería novedades.

Fuimos novios otra vez y descubrimos juntos un mundo al que no habíamos accedido nunca. El erotismo, imaginado desde aquellos inicios, cuando todo era futuro, se hizo presente. Y de manera tan fuerte que el trabajo, la casa, todo aquello que antes nos entretenía, ahora era sólo una realidad que demoraba nuestro estar los dos desnudos, más desnudos que nunca, como nunca lo hubiéramos imaginado, más allá de nuestras propias pieles.

Anhelaba el próximo encuentro, soñado y solazado en la intimidad de los ejercicios solitarios, que fueron desenvolviéndose con inusitada rapidez, logrando un placer que me maravilló. Ese placer que había vislumbrado y contra el que me debatí en mi adolescencia, finalmente, había aparecido en mi vida. ¿Y cómo? Por unos ejercicios que en principio me resultaron pesados y que, sin embargo, me fueron llevando cada vez más a esa zona de placer que reconozco mía, que me gané. Mi cuerpo floreció, mis pechos tomaron una presencia constante y aquella oscuridad del sexo esperaba el encuentro.

Pero algo sucedió en él, aquel día, empañándolo todo.

¿Qué fue lo que transformó esa promisoria danza de deseo en una lucha de poderes donde cabía el odio, la desconfianza, las críticas? ¿Por qué extraño mecanismo el amante de ayer se convertía en juez inquisidor predispuesto a rastrear toda aparición de sensualidad para condenarla? Tenía a un desconocido delante de mí dispuesto a entramparnos, nuevamente, en ese orden tan descuidadamente perdido.

"¡Un matrimonio es otra cosa! ¡Una señora es otra cosa! ¡Una madre es otra cosa!" Pero entonces qué quiere: que sienta, que no sienta, que volvamos a ese pantano en donde estábamos sumidos hasta hace un tiempo.

Un pesado silencio sigue a la lectura de Cristina. Quiero reconfortarla, estimo que su pareja podrá sobrevivir a esta situación y, sin duda, salir muy enriquecida.

—La sexualidad, por haber estado reprimida tanto tiempo, cuando aparece produce convulsiones. Pero no te desanimes, todo tiene un tiempo de reacomodación. Este marido amante que descubriste no va a perderse aquello que juntos han encontrado. Es bastante frecuente esta reacción, este temor a una sexualidad desnuda.

—Sabés que ahora me doy cuenta de que esa sexualidad desnuda es lo que me asustó de mi hija —dice Alicia—. ¡Qué curioso!, por eso vine acá. Y acá encontré la mía. Mi sexualidad. No te preocupes, Cristina, seguro que esta reacción va a enriquecerlos a los dos.

—Yo también lo creo —dice Violeta—. Pasé por una experiencia semejante, con buen resultado. Néstor, que en un comienzo me había obligado, casi, a hacer el tratamiento, porque aseguraba que era yo la que tenía el problema, fue el primero en titubear cuando tuve mi primer orgasmo. Es cierto que tengo orgasmo sólo por juegos. Posiblemente él se sienta decepcionado y le hubiera gustado que fuera de otra forma, con él adentro. Pero esto es un paso, ¿no? Mi evolución debe seguir mi camino, no el de Néstor.

Día a día me sorprende la posibilidad de evolución de las mujeres, cuando encuentran la oportunidad de expresarse francamente, de escucharse con respeto y de reflexionar con inteligencia, sin tabúes.

—Darme cuenta de esto no fue sencillo —continúa Violeta—, me costó tiempo y esfuerzo. Yo quería que él disfrutara conmigo, pero él no podía seguir mis pasos, mis sugeren-

cias. Esto, quizá comprometía su hombría. O será como él decía, que las mujeres queremos tener la batuta. De cualquier forma, creo que mi identidad ganada obró a favor. Era necesaria para que en el momento de encontrarnos fuéramos dos que se eligen.

Violeta nos mira con firmeza:

—Ahora estamos haciendo los ejercicios juntos, estamos realmente compartiendo nuestra sexualidad. Le abrí mi alma y mi cuerpo. Nos miramos y los dos nos mostramos qué cosas nos excitan. Y ayer, los dos tuvimos orgasmo por juegos.

Resulta muy explicativo, a esta altura del tratamiento, mostrarles una selección de secuencias de un vídeo. En ellas vemos a una pareja que explora algunas formas del encuentro sexual, una vez que la mujer ya ha logrado el orgasmo a solas.

Primera secuencia

Un varón y una mujer están desnudos, parados uno frente al otro. Los brazos de él rodean la cintura de ella. Ella lo abraza, lo estrecha contra sí. Lo mira, le sonríe. Mientras le toma la cara con ambas manos, él la besa en la boca.

El se sienta sobre la cama, ella se sienta delante de él. La espalda de ella en contacto con el pecho de él. El la rodea con sus brazos, acaricia sus pechos. Ella está relajada, sentada entre las piernas de él

Varón: Tu cuerpo está caliente.
Mujer: Es por tus besos, me gustan.

Ella toma la mano de él, la lleva hacia sus muslos y luego hacia su vulva. Sigue guiando la mano hacia adelante y atrás, ahora en círculo sobre su vulva.

Mujer(jadeando): Así, así.

Segunda secuencia

En el baño de la casa, la mujer y el varón están de pie, mojados, uno frente al otro. Ella toma una toalla de encima de un banco y lo seca. Pasa la toalla por la cara de él, lentamente. El sonríe. La toalla baja por el pecho de él hasta llegar a los genitales. El varón la mira con placer. Ella le seca y le acaricia los genitales con morosidad.

Varón (reteniendo con su mano la mano de ella): MMMMM. Cómo me gusta.
Mujer: Ahora me toca a mí.

La mujer le alcanza una toalla de encima del banco y deja allí la que ella utilizó para secarlo. El varón seca la cara de la mujer con pequeños toques. Camina, alrededor de ella, la toca en la espalda y en las nalgas, seca los pechos, el abdomen, el vello púbico, las piernas. El se inclina y sopla la humedad del vientre femenino.

Mujer (riéndose): ¡Qué bueno!

El varón deja la toalla y la abraza con ambos brazos, ella levanta la cabeza hasta que su boca se encuentra con la de él. Se besan suavemente.

Tercera secuencia

Ella está tendida sobre la cama; él, de pie, observándola.

Varón (apasionadamente): Quiero besarte ahí.

El varón le toma las caderas con cada mano. Hunde su cara entre los muslos de ella, besa y lame su vulva. Ella le acaricia la cabeza con una mano. El se incorpora.

Mujer (levantándose): ¿Puedo besarte?

El varón se acuesta en el lugar de la cama que ella ocupaba en una posición parecida. La mujer toma con una mano el pene, juega con el prepucio estirándolo hacia adelante, como tratando de cubrir toda la cabeza. Acerca su boca. Lame y besa el pene.

Varón (murmura): ¡Qué placer!

Ella se demora jugando y besándole el pene.

Andrea asiente con la cabeza, sin duda reconoce algo de su vida en la escena.

La atención es máxima, casi sin pestañear, todas miran el vídeo. Lo detengo y les digo: —Ahora vamos a ver dos secuencias donde se nota cómo una buena estimulación del clítoris conduce al orgasmo.

Patricia se entusiasma, Mara se acerca, aún más, a la pantalla del televisor.

—No hay que perderse detalle —reflexiona Judith—, podemos tomar ideas y practicarlo en casa.

Cuarta secuencia

El varón y la mujer están desnudos en la cama. El, acostado sobre su espalda, ella, sentada a horcajadas encima de él. Ella lo mira, le acaricia el pecho, luego, los genitales. La mujer gira hasta alcanzar, de una mesa próxima, un masajeador.

Mujer (mostrándole el masajeador): Este es mi nuevo juguete.

La mujer pasa el masajeador por el cuerpo de él. El sonríe perturbado.

Varón: Mostrame cómo lo hacés.

Ella pasa el masajeador por su cuerpo, entrecierra los ojos, él la mira. El varón toma el masajeador y lo pasa por el cuerpo de ella. Luego por su vulva. Ella pega un respingo.

Mujer: Cuidado, directamente en el clítoris no, es demasiado fuerte. (Ella aparta con su mano el masajeador y lo deja funcionar sobre su monte de Venus. Tiembla, se estremece repetidas veces). ¡Oh! ¡Oh!

La mujer sigue gimiendo hasta que se distiende y en su cara aparece una expresión de placer.

Varón (mirándola entusiasmado): Nunca te sentí tan cerca. Me gusta mirarte.

—Después de eso yo logré mi orgasmo. En esa posición —dice Loty—.

—Es que ésa —les aclaro— es la mejor posición para estimular el clítoris durante la penetración. Miremos estas secuencias donde es más evidente.

Quinta secuencia

El varón y la mujer están en la misma postura de la secuencia anterior. El le pasa el vibrador por el monte de Venus mientras la penetra.

Mujer (jadeando): Ya llego. Ah. Ah. Ah. (Lo abraza). Te amo. Te amo.

Sexta secuencia

El está de costado y la mujer de espaldas contra la cama. El la acaricia. La atrae hacia sí y el cuerpo de ella gira hasta tener su espalda en contacto con el pecho de él. Están muy excitados.

Mujer: Ah. Ah. Ah. Ah. (El varón acelera sus caricias en la vulva, el cuerpo de los dos se mueve a un ritmo rápido). Quiero sentirte dentro de mí.

El varón penetra en la vagina, desde atrás, y ella guía el pene con su mano. El se mueve empujando su pene dentro del cuerpo de la mujer. La penetra con fuerza y se detiene, gimiendo.

Mujer (Colocando la mano de él sobre su vulva): Seguí, no pares, acariciame.

La mujer gira la cabeza y lo besa en la boca con fuerza. El cuerpo de ella refleja la tensión de la pasión. El gemido de la mujer se transforma en un grito de placer.

De pronto, toda la escena cambia de ritmo, como si fuera tomada en cámara lenta. Lo que hace sólo unos segundos era movimiento, tensión, apremio, se convierte en relax, paz. Ella le acaricia la cara, con un movimiento liviano de su mano. El recibe la caricia con un abandono gozoso.

Los comentarios acerca de las próximas prácticas en la casa, inspiradas en lo que vieron, tienen una buena dosis de humor. Un humor que no desaparece al proponerles los ejercicios.

Ejercicios

Ejercicio primero: pubococcígeos

Continúe con los ejercicios pubococcígeos, siguiendo las instrucciones habituales.

Ejercicios compartidos

Busque un buen momento para compartir y tómese un respiro en las preocupaciones habituales. Elija cuidadosamente el espacio de su intimidad. Nada ni nadie deberá interrumpirlos.

Ejercicio segundo: masturbación compartida

Muéstrele cómo se masturba y pídale que él también se masturbe delante de usted.

Acaricie sus genitales. No tema mostrarse excitada.

Este ejercicio puede resultar violento ya que estamos acostumbrados a que la masturbación es un acto íntimo y solitario y, como ya he señalado, muy cargado de connotaciones pecaminosas. Sin embargo, compartir la masturbación no sólo los ayudará a conocerse en lo más íntimo sino que será una experiencia excitante para ambos.

Ejercicio tercero: aprendizaje a dúo - 1

Ahora él sabe cuál es su manera de excitarse y alcanzar el orgasmo.

Enséñele cómo estimularla. Apoye su mano sobre la de él y recorra, así, todas las partes de su cuerpo que usted acostumbra a acariciar para lograr el orgasmo. Deténgase en aquellas zonas que más la exciten, hágaselo saber, explíquele qué movimientos son los que más disfruta.

Anímese a comentarle todo lo que usted está sintiendo, la confianza ayuda mucho en la intimidad.

No se impaciente si él no lo hace como usted, le llevará un tiempo aprenderlo (recuerde que él no sabe lo que usted está sintiendo).

Ejercicio cuarto: aprendizaje a dúo - 2

Ya es su turno de conocer los gustos de su compañero. Estimúlelo a que le indique cuáles son las caricias que a él lo excitan. Trate de complacerlo. La excitación de su compañero alimentará la suya.

Ejercicio quinto: juegos sexuales

Ahora ya saben qué les gusta a cada uno. Permítanse explorar juntos otros estímulos sin llegar a la penetración.

Resultará muy enriquecedor para ambos darse tiempo para los juegos sexuales, que son, en sí mismos, una manera importante de lograr el placer.

Ejercicio sexto: asimilación del vídeo didáctico

Pruebe a realizar las imágenes del vídeo descritas en este capítulo.

No obstante, le recomiendo no llegar a la penetración, antes de haber logrado el orgasmo por masturbación o por juegos.

8

El amor

El sexo puede ser alegre, pero sólo el amar puede constituir un verdadero deleite.

KO TSU,
El Tao del amor y el sexo

Los animales se aparean como resultado de un llamado instintivo a reproducirse. Entre los humanos, la presencia del amor relativiza la importancia instintiva. ¿Cómo sucedió que el encuentro sexual de los animales, *a tergo*,[15] se transmutó en un encuentro sexual en el que la mirada es protagónica? El apareamiento sin mirada fue cambiado, por los seres humanos, por un mirar al tiempo de copular, el puro instinto reproductivo por un juego permanente del cuerpo y la mente.

Cuando nuestros antepasados se irguieron sobre sus dos piernas, los ojos se elevaron para alcanzar un horizonte más amplio y los genitales quedaron al descubierto. La mirada desplazó, en importancia, al olfato. Y la mente ocupó un lugar conspicuo. Entonces nació el amor.

15. Postura en la que se aparean los animales.

Sólo últimamente se estudia el amor fuera del campo de los poetas o los filósofos. El amor, ese sentimiento que nos hace vibrar y con el que las mujeres nos sentimos tan identificadas, ¿tiene un *correlato biológico* o es sólo el producto de la cultura y la imaginación?

Los mapas amorosos

John Money, un importante investigador estadounidense, describe los *mapas amorosos*, que son los modelos que dejan en el individuo las experiencias con los padres y los adultos referidas a la identidad sexual. La identidad de género femenino o masculino está determinada no sólo biológicamente sino también por la conducta de la familia hacia el hijo y por las pautas culturales.

Los mapas amorosos se van estructurando a lo largo de la vida influidos por las experiencias vividas. La atracción sexual está íntimamente relacionada con los mapas amorosos.

Las experiencias satisfactorias permitirán a la persona dar y recibir amor, y tener la capacidad de experimentar el placer sexual y la intimidad con el otro, sin miedo.

El sentimiento de seguridad que genera una relación comprometida en la que existe amor y una sexualidad satisfecha colabora, como ninguna otra cosa, al bienestar de la persona.

La fisiología del amor

Otros científicos investigan la posibilidad de que la intensidad del amor pueda estar determinada genéticamente, para garantizar que el varón y la mujer permanezcan juntos al tiempo de la crianza de los hijos.

Otros descubren con las manifestaciones del enamoramiento (esos latidos precipitados del corazón, esa respiración agitada, ese rubor) la existencia de hormonas "estimulantes".

Semejantes a las anfetaminas, estas hormonas producen una euforia y un aumento de la energía que desaparece luego de un tiempo, como el enamoramiento.

El amor, que es un sentimiento más duradero, más tranquilo, más seguro, se acompaña de la presencia de una hormona sedante que provoca paz y seguridad.

Amor, enamoramiento, pasión

Develar los ocultos mecanismos del amor nos permitirá sacarlo de un lugar demasiado personal, del lugar establecido por lo social (platónico o sensiblero) y darle la importancia que se merece.

El flechazo que produce la mirada, cuando nada se conoce del otro, es el primer paso. Si el flechazo prospera, se convierte en enamoramiento: ese momento pleno de potencia en que todo parece posible.

El enamoramiento es la realización de un viejo sueño, el deseo de completud, la necesidad de confundirse con el otro, de ser dos y más aún, uno perfecto y satisfecho.

Cuando ocurre, los enamorados se sienten por encima de las trivialidades terrenales: creen que el otro lo tiene todo, que sólo pueden vivir si está el otro, que qué no darían para asegurarse para siempre su amor. El otro se convierte en el ideal, en aquel que posee todo lo que ambicionamos.

Luego de un tiempo, el enamoramiento es reemplazado por una relación donde priman la confianza, el compañerismo, la amistad, el proyecto compartido.

Es entonces cuando el idílico enamorado se convierte en

una persona común. Aquellos aspectos inigualables que generaron un amor indiscutido, se convierten en cualidades terrenales. Y el poderoso influjo del amor, que todo lo puede y todo lo justifica, desaparece ante la realidad cotidiana.

Momento crítico como pocos, en el que naufragan muchas parejas. El paso del enamoramiento al amor requiere la aceptación de la realidad del otro y de la realidad propia para seguir adelante.

Es el momento de elegir y establecer, si cabe, un nuevo proyecto en común.

El estado de amor, de compañerismo, no excluye la pasión ni la sexualidad placentera. El diálogo respetuoso y serio permite expresar y conocer los nuevos deseos y sentimientos de una pareja en proceso de cambio.

Muchas veces, en este período en el que la pareja está viviendo su proyecto en común, la misma convivencia puede tornarse una enemiga que amenaza romper aquella magia del enamoramiento. Cuando la conquista ya ha sido lograda, los gestos sutiles y cuidadosos de los enamorados son reemplazados por la repetición de gestos vacíos, de caricias mecánicas.

El amor no resiste tamaña afrenta. Y la sexualidad se empobrece cuando la rutina y no la imaginación toma el lugar de honor.[16]

Para evadir la rutina es importante cuidar en todos los aspectos la relación amorosa: darse un tiempo y un espacio de intimidad, conquistar al otro todos los días, inventar

16. El fenómeno de la fatiga sexual aparece en muchas especies animales cuando mantienen por largo tiempo relaciones sexuales monógamas. Por ejemplo, los monos, cuando comparten mucho tiempo una misma jaula, están menos estimulados y precisan un tiempo mayor de juegos previos para lograr una relación sexual. Cuando se introducen en la jaula nuevos animales, la respuesta es un franco incremento del interés sexual en machos y hembras por igual.

nuevas posibilidades de amarse, divertirse en el encuentro, estimular la fantasía en el camino del erotismo.

La dicotomía amor-sexo

Muchas personas estructuran su vida de manera que el amor y el sexo estén siempre separados. Tienen una vida familiar y social que comparten con un marido, con una esposa, con el que, cada tanto, llevan a cabo un acto sexual rutinario y tan desafectivo como poner la mesa, y un amante con el que se satisfacen plena, ardorosamente, pero con el que no compartirían la familia. El amor, por un lado, empalidecido por la rutina, y la pasión, por el otro, estimulada por la novedad. Es difícil salir íntegro de esta trampa; siempre deja un sabor amargo y un vacío difícil de llenar.

Esta división del objeto erótico le da al sujeto la ilusión de ser dueño, siempre, de sí mismo. De esta manera, suprime el peligro de quedar entrampado en una relación "que lo fagocite".

El miedo a la intimidad total, a la entrega sin límites, amenaza fuertemente al amor.

Las mujeres, ¿aman demasiado? Los varones, ¿no demuestran sus sentimientos?

La mujer día a día toma más espacio en la sociedad, antes regida únicamente por el varón. Muchas cosas han cambiado para ella, en sus necesidades, en sus apetencias, en sus reclamos. Pero algo ha permanecido inalterable: la mujer desea que el encuentro sexual no termine ahí, y que el amor, para ese momento o para toda la vida, ratifique que el ángel ha estado presente.

De acuerdo con recientes investigaciones, la mayoría de las mujeres tiene un motivo fundamental para llevar a cabo un encuentro sexual: la perspectiva de entablar un vínculo afectivo que perdure más allá de ese encuentro. El amor resulta ser un componente importante a la hora de la excitación femenina.

Cuántas mujeres acuden a mi consultorio desesperadas ante la indiferencia afectiva del varón. La relación con sus compañeros no las satisface emocionalmente.

Más y más mujeres, de acá y de otras partes del planeta, buscan en sus relaciones la gratificación amorosa por sobre todas las cosas. La satisfacción sexual es necesaria, pero sólo puede perdurar cuando el compañero satisface expectativas afectivas.

¿Y por qué esta queja es tan repetida? ¿Qué les pasa a los varones que no se entregan al amor? ¿Qué les pasa a las mujeres que no les basta con el sexo?

Para comprender la sexualidad masculina es necesario entender lo que la cultura establece como lo masculino. Los "verdaderos" hombres compiten por la jerarquía: mandan o son mandados, son superiores o inferiores. Por lo general, a la mujer se la ubica en el rol inferior. El varón desvaloriza a la mujer, a la misma mujer que ama. Esta situación lo obliga a negar su afecto para mantener en pie esta injusticia.

El varón no está acostumbrado a manifestar sus emociones. Cuando se le pide que exprese lo que siente responde con incomodidad. A ellos se les enseñó que las emociones son cosas de mujeres. Los hombres son duros, los hombres no lloran.

Si se muestra sensible, cariñoso, su imagen masculina se pone en duda. Sólo algunos varones, seguros de sí, pueden correr ese riesgo.

En la consulta individual, algunos varones se atreven a expresar su necesidad de entablar una relación más afectiva. Pero en la consulta con la pareja es ella la que toma el rol "amoroso" y él el que presiona para el sexo.

La mujer requiere, constantemente, un mayor compromiso afectivo del varón. El parece no comprender lo que ella le está pidiendo: los dos se aman, de qué se queja.

La mujer puede sentir, entonces, que hay algo en ella que falla, que está mal. Quizás ame demasiado. ¿De dónde surge esta sensación? De compararse con quien ama y que la ama, sí, pero de una manera tan distinta. Si él la ama (él no se lo niega) y es así, como lo hace él, como debe expresarse el amor, si eso es lo normal, la enferma, la loca, la que ama demasiado es ella.

¿Qué pasa, llegados a este punto? O bien ella renuncia a buscar el amor en su vínculo sexual con su pareja o queda presa de la queja constante, situación difícil de resolver si ella no se anima a legalizar su derecho a amar y ser amada.

Podrá establecer, entonces, con su compañero, un contrato emocional, explícito o implícito, en el que el deseo de los dos esté contemplado por igual.

En ese sentido son muy efectivos los *masajes compartidos* en los que se aprende a dar y recibir placer *sin involucrar, necesariamente*, los *genitales*. Estos juegos permiten unir el amor y el sexo.

Muchas cosas se pueden expresar con el cuerpo que van más allá de las palabras. El varón y también la mujer descubren en estos juegos el placer de relacionarse de otra manera. De una manera que satisface la demanda afectiva de su compañera.

Narración del octavo encuentro

Hoy es el último encuentro. Intercambian teléfonos, direcciones, regalos. La despedida flota en el aire, sin que por ello se empañe el clima de camaradería y trabajo de la reunión.

Las observo hasta que la pregunta de Judith me saca de mis reflexiones.

—¿Por qué el amor es dejado para la última reunión? —dice aludiendo al tema de hoy.

—Es el último tema, no porque tenga una importancia menor sino porque, cuando existen problemas sexuales, el amor sufre y la relación se empobrece. Una vez que cada uno sabe lo que necesita para satisfacerse y logra transmitírselo al compañero, sentirá que puede expresarse afectivamente sin el temor de frustrarse en un encuentro íntimo. Se me puede reprochar que ponga el énfasis en el aspecto físico de la sexualidad, pero este grupo propone un tratamiento para mejorar la sexualidad en vías a que el amor pueda manifestarse sin ese problema.

—Soy una prueba de esto —interviene Mara—. Hará un mes, más o menos, Judith y Daniel me presentaron a Nicolás.

La atención de todas se concentra en el relato de Mara.

—Con él, todo fue mucho mejor que en las relaciones pasadas. Gracias a todo lo que aprendí acá, me siento segura.

—Porque ahora te querés y te respetás a vos misma.

—Sí, yo me respeto y él también me respeta. Eso me permite acercarme a él de una manera nueva, completamente diferente de lo que hice siempre con los hombres. Estamos muy bien juntos. Muy bien, en todo sentido. Es increíble la confianza que tenemos en tan poco tiempo. Y es porque las

cosas se plantearon desde el vamos de otra manera. Yo las planteé así. Hasta hice el ejercicio de la masturbación adelante de él y llegué al orgasmo.

—Qué bueno que debe de haber sido para vos mostrarte tal cual sos, sin necesidad de ponerte máscaras para que te quieran.

—Yo también me masturbé delante de Carlos —interviene Loty—. Todavía no sé cómo me animé. Creía que iba a ser muy humillante.

—¿Lo fue?

—Todo lo contrario. Sentí que estaba desnuda, pero desnuda de verdad. Totalmente entregada. Me gustó. Yo era ésa, con todo mi sexo, con mis ganas, con mis sensaciones. Fue en ese momento que me acepté completamente.

—Y eso te permitió aceptarlo a él cuando se masturbó frente a vos —le digo.

Loty afirma en silencio.

Recuerdo la lectura que nos hizo Cristina en la última reunión y le pregunto cómo está la situación con su marido.

—Cuando salí de acá, me estaba esperando. Fuimos a tomar algo y le leí lo que había escrito. Acusó el impacto. Se quedó un rato muy serio y callado. Después me dijo que tal vez lo que le pasó fue que se asustó de mi calentura: "Ya estoy viejo para eso".

—¡Qué estupidez! —reacciona Andrea.

—Sí, yo le dije lo mismo y más, que yo lo había elegido porque a su edad debía saber hacer de todo.

—Los cambios que ustedes están experimentando con ayuda —les digo— ellos los tienen que pasar solos. Necesitan que ustedes los ayuden.

—¿Y al fin qué pasó con Fernando? —le pregunta Andrea a Cristina.

—Fue muy bueno hablarlo. Tuvimos un encuentro apasionado. Y hoy... ¡me envió un ramo de rosas!

—Sí —interviene Violeta—. Cuando una les muestra que los necesita, que su afecto nos importa, que no somos de hierro, ellos se atreven a mostrarse delicados, amorosos.

—Cierto —interviene Alicia—. Para mí, probar con Raúl la postura del vídeo fue un desafío. Mostrarme así como soy, gordita y panzona, frente a él. ¡Increíble! No me importó. Me sentía bárbara. Y ese sentirme bárbara me excitaba más y más. Y también me excitaba como él me miraba, como si yo fuera Bo Derek. Y era Bo Derek. Tuve varios orgamos. Fue fantástico.

Nos reímos todas contagiadas de su entusiasmo.

—¿Hay otra Bo Derek por acá? —pregunto.

—Bo Derek no, Emanuelle —nos desconcierta Judith y el grupo estalla en una carcajada.

—¿Y qué hiciste Emanuelle? ¿Se tomaron un avión?

—No, no fue necesario. Pero volamos. Hicimos con Dani el amor en la postura de la última secuencia que vimos en el vídeo. Mientras le contaba esa escena él ya estaba actuándola. ¡Y mejor que el actor! Dejamos de lado algunos detalles, el vibrador por ejemplo. Me estimulaba yo y, otras veces, él con su mano. Lo pasamos genial.

Ha llegado el momento de hacer un balance de los efectos del tratamiento. Hubo un proyecto y un resultado. ¿Qué se cumplió?, ¿qué no se cumplió? ¿O se dio de otra manera?

—Yo empiezo —Judith nos mira, risueña, y detiene su mirada en mí—. Creo que fui la más rebelde. Yo quería y no quería venir. No quería depender tanto de vos. ¡Qué tontería! Daniel y yo no podíamos tener relaciones, y con el tratamiento que hicimos con vos, lo logramos. Entonces, me hablaste de que podía disfrutarlas más. Me pareció que no estaba preparada para eso. Como Dani me insistió tanto, vine, pero en el fondo a mí me molestaba que él me obligara a venir. Como si mi goce fuera algo de él y no mío. Ahora

puedo decir que es mío. Pero entonces no lo sabía, estaba asustada. Temía que mi vida cambiara.

—¿Cambió? —le pregunto.

—Cambió totalmente. Pero fue poco a poco, sin violencia. Descubrí dentro de mí algo que yo ya tenía pero que no lo podía usar. Ahora tengo relaciones sexuales, logro el orgasmo con los besos y las caricias de Dani. También, a veces, tengo ganas de hacerlo en el bidé. Y ya no me parece mal. Y, en muchas oportunidades, tengo orgasmo durante la penetración. Es mucho más de lo que imaginaba cuando vine. No tengo suficientes palabras para agradecerte. Y también a este grupo fantástico de compañeras. Muchas gracias.

La emoción nos invade. Esta es una de las grandes satisfacciones que me produce coordinar estas terapias, descubrir con ellas cómo el placer de la vida aparece cuando se disipan los prejuicios. Le agradezco a Judith sus palabras y le confirmo su rebeldía del comienzo, aunque le aclaro que, muchas veces, son las que cambian más rápido.

—Yo quiero hacer mi balance —Loty se incorora de entre los almohadones en que está recostada—. Cuando llegué acá, mi proyecto de lograr el orgasmo se confundía con el de tener un hijo. ¿Se acuerdan que me derivó el ginecólogo? Ahora, mis relaciones con Carlos son muy lindas. Los dos disfrutamos. Yo tengo orgasmo. Usamos todos los chiches y nos dedicamos a los juegos mucho rato. No quise ir al médico aún, pero sé que estamos en muy buenas condiciones para tener a nuestro hijito.

—Por supuesto, y me alegro mucho —le digo.

—¡Ah! Algo más. Ahora sé que Carlos es muy importante para mí. Eso no estaba en el proyecto, vino de yapa.

—Yo también logré todo lo que quería —dice Violeta—. Y más. Ahora sé lo que me gusta. Me tomo mi tiempo para encontrar cuáles son las cosas que me seducen, que me exci-

tan. Y trato de lograrlas. Néstor, que siempre me perseguía con que me ponga las bombachitas y el portaligas sexy, se dio cuenta de que a veces me gustan esos juegos y otras veces, no. Y que nos divertimos y lo pasamos bien de muchas maneras. No es necesario que siempre sea "a su manera".

—Qué fantástico, ahora los dos pueden disfrutar de esos juegos sin que sea una imposición de Néstor. Y creo —le digo— que ya sabés que esa ropa no es la única que te hace atractiva. ¿Te das cuenta de cómo cambiaste tu aspecto?

—Me doy cuenta de que me miran en la calle. También estoy más sociable. El sábado estuvimos en una reunión y yo estuve bailando un poco con todos. Me divertí un montón. Creo que es la primera vez que me divierto en una fiesta. Néstor también está más seductor.

—Yo no sé por donde empezar —dice Andrea—. Mi objetivo, cuando vine, era lograr el orgasmo en el coito. Bueno, aprendí a tenerlo aunque, casi siempre, necesito caricias en el clítoris. Sí, sí, ya sé —agrega mirándome—, ya sé que eso es natural. Pero, escuchen, escuchen. El fin de semana nos fuimos a Mar del Plata y estuvimos en un hotel muy lindo. Fuimos a comer y a bailar. Cuando, por fin, llegamos al hotel, ya estábamos muy calentitos. Hicimos el amor, yo me senté arriba de él y me movía y lo sentía sin tocarme en ninguna parte. Sentí que todo mi cuerpo se sacudía, no sé cómo decirlo, mil corrientes de placer. Grité, grité porque no sabía qué hacer con lo que me estaba pasando. Fue grandioso.

La emoción del relato de Andrea nos deja calladas. No tengo palabras. Ella lo ha dicho todo. Patricia rompe el silencio.

–Quisiera tener un amor como el tuyo. Por ahora, tengo dos amigos, uno vive acá, el otro es chileno y sólo viene unos días por mes. Con los dos me siento bien. Eduardo, el porteño, es un tesoro. Con él me siento muy cómoda y prue-

bo todo lo que se me ocurre. Siempre llego al orgasmo. Con Ismael, el chileno, estoy más enganchada. El me gusta mucho, pero como es casado, sé que es una aventura.

—¿Te sentís bien con los dos? —le pregunta Judith.

—Me gustaría tener un compañero que fuera la mezcla exacta de Ismael con la disponibilidad de Eduardo.

—Tenés posibilidad de encontrarlo ya que sabés lo que estás buscando —le digo.

—Pero no es tan fácil —insiste Patricia—. Cuando empecé a venir acá, no extrañaba al hombre. Ahora sí, no sé si es porque las escucho a ustedes. Y tengo miedo de que a mi edad resulte muy difícil encontrar a alguien sin compromisos.

—Pero vos salís, conocés gente nueva, tenés muchas posibilidades de encontrar a uno que realmente te convenga —la anima Judith.

—En cuanto a la edad —interviene Alicia— yo descubrí que la vida puede recomenzar a los cincuenta. Sí, de verdad —agrega ante la sonrisa de algunas—, estoy pasando por un momento de plenitud que nunca había vivido. Me siento muy bien con Raúl. A mis hijas les conté que estoy haciendo esto, bueno, les dije que era una terapia para sentirme mejor, sin entrar en detalles. Canto, bailo, estoy contenta. No sólo con Raúl, también con las chicas. Ahora disfruto de ellas, de saberlas crecidas, de que sean mujercitas. Yo me siento bien y me gusta que ellas se sientan bien. Ya no me asusta que vivan sus vidas.

—Como no te asusta vivir tu vida —le digo—. La persona que vive bien, que puede gozar de su vida, puede disfrutar igualmente de su familia. Es como una vacuna de bienestar.

—Yo —dice Mara— no tengo mucho que agregar a lo que dije antes. También logré más, mucho más de lo que pretendía. Hasta conseguí un amor. Y aprendí algo elemen-

tal: lo importante que son las amigas. Yo, antes, le pedía todo a mi pareja y, en muchas cosas, no me satisfacía. Ahora entiendo que con las amigas tenés una clase de relación diferente.

—Es verdad. Ahora que lo sabés podés mantener la relación con tus amistades. A veces renunciamos a las salidas con las amigas porque las consideramos una pérdida de tiempo.

—¡Las cosas que yo dejé porque sentía que era perder el tiempo! —dice Judith—. Pero ahora retomé teatro, que era algo que había hecho en el colegio. Siempre me gustó y me salía bastante bien.

—Es maravilloso ver cómo, cuando te das el permiso de disfrutar, la vida se llena de propuestas interesantes. Sólo hay que reconocer el deseo y tomarlas.

—Fernando y yo estamos como nunca —dice Cristina—. Cuando pienso en mí antes de venir acá, no puedo entender cómo era así, cómo vivía de esa manera. Porque fui cambiando sin darme cuenta. Gracias —me mira, mira a sus compañeras—. Gracias.

—Yo les agradezco a todas la manera como participaron —les digo—. Ahora son mujeres más sabias y yo las acomañé en este proceso. Ustedes se enriquecieron, sí, pero quiero que sepan que me han enriquecido mucho a mí. ¿Podemos darnos un gran, gran abrazo entre todas?

Y así nos despedimos y termina este último encuentro.

Notas acerca de las integrantes del grupo

Alicia

Alicia tiene 50 años, está casada hace 28 con Raúl (56 años). Tiene dos hijas de 24 y 16. Es ama de casa.

Alicia me consulta por consejo de su ginecólogo. Afortunadamente, la confianza y la amistad con el ginecólogo permitieron a Alicia abrir una puerta, la de la terapia sexológica que, de no ser así, ella no hubiera abierto. Para ella, la sexualidad es una batalla perdida hace mucho tiempo, algo a lo que ella no tiene derecho... ni interés.

Y eso está en su cuerpo: brazos cruzados, pecho oculto, mirada huidiza, cerrada sobre sí misma. La vida sólo en la mirada, en sus bellos ojos claros, esos ojos cuya expresión contrasta con el resto de su cuerpo que sólo refleja apatía.

Pero la vida de Alicia no siempre fue así. Hubo un tiempo, antes del casamiento y durante los primeros años del matrimonio, en que la pasión estaba presente en sus encuentros amorosos con Raúl. Claro que ya de esa época sólo conserva algunos recuerdos.

La vida, la maternidad, el progresivo aislamiento van minando esta pasión. Alicia deja de trabajar, de ir al club, para dedicarse a lo que considera su función específica: criar a sus hijas. Curiosamente, aquello que parece haber perdido en sus hijas, es por su hija menor que va a recuperarlo.

—Todo andaba normal hasta que entré al baño y vi a Pamela desnuda, masturbándose. Lo hacía con una naturalidad, con un desparpajo, ni siquiera parecía afectada porque la hubiera sorprendido así. Me miró como diciéndome: "Bien, aquí estoy yo, éste es mi cuerpo, joven, lindo y con ganas, ¿me dejás, por favor?". Cerré la puerta y me quedé con esa sensación de incomodidad que no me abandonaría en los días siguientes. Al fin se lo conté a mi ginecólogo. El me hizo unas preguntas sobre mi relación con Raúl y me mandó acá, aunque yo no sé bien para qué.

Alicia vivió la masturbación de su hija menor como una afrenta que la conectó con algo oscuramente perdido en sí misma. Lo que ella perdió estaba ahí, en su hija, y Alicia no pudo soportarlo. Cuando lo comentó con su marido, buscando un cómplice a su rechazo ("A esa chica hay que ponerla en vereda antes de que sea tarde"), no encontró lo que esperaba. Para Raúl era mucho más recriminable la actitud de su mujer, que la de su hija. ("Son cosas naturales y de su intimidad, ¿por qué te ponés así, qué hacías vos a su edad?")

A partir de ese momento ella sintió un rechazo por su marido y por su hija.

Cerrada, lejos de sus experiencias placenteras, en la menopausia, no sería poca tarea conducir a Alicia a reivindicar su derecho a la sexualidad. Pero en ese rechazo, en ese rencor por la afrenta de la sexualidad de su hijas, hay un camino por donde acercarse a esa mujer apasionada que algún día fue.

Alicia pertenece a una familia tradicional de clase media. Educada en un colegio religioso, se casa virgen con Raúl, su primer novio, y viven, durante un tiempo, en la casa de sus padres.

Durante el noviazgo, ella logra el orgasmo a través de los juegos eróticos con él. También con la masturbación. El casamiento representa una frustración; la vida sexual no es lo que ella esperaba.

Hasta que no se van a vivir solos, ella no recupera su orgasmo. Pero la felicidad no dura más que un par de años.

Cuando nace la primera hija, los deberes maternales terminan con la pasión sexual. "Alguno que otro besito y la relación. Y después, a dormir". A su marido y a ella les alcanza… o así lo cree.

En el curso del tratamiento, Alicia se dará cuenta de que lo que tiene con Raúl a nivel sexual no es suficiente, que ella quiere no lo que tenía en su juventud, sino más.

Su actitud en el grupo, cerrada al principio, va modificándose. El aprecio de sus compañeras la ayuda a sentirse cómoda y a dar lo mejor de ella misma. Cuando Alicia, cumpliendo con los ejercicios, logra vincularse con sus antiguos intereses (tocar la guitarra, cantar con amigos), comienza la recuperación de sí misma.

Esta recuperación le permite bucear en su memoria hasta llegar a verse adolescente, masturbándose, y a sus padres reprimiéndola enérgicamente. ¡Ella había hecho lo mismo que su hija! Esto explica por qué fue tan traumático para Alicia ver a su hija masturbándose, y por qué este hecho resultó una vía eficaz para recuperar su propia sexualidad. En su vida, Alicia se había convertido en sus propios padres, carceleros ocupados en castigar su sexualidad.

A lo largo del tratamiento, Alicia va aceptándose a sí misma, con sus gustos, sus impulsos, su feminidad. Los deja aparecer. Y con ellos recupera, aunque de una manera más adulta, sus emociones de la juventud. Puede concebir ahora el baile de la primavera como un campo de flores donde extenderse desnudos (sexta reunión). El romanticismo ha conseguido madurar al erotismo.

Le muestra a su marido sus necesidades, e incluso lo obliga a compartir los ejercicios. Su marido tendrá que reacomodarse a esta nueva situación, pero como él fomenta el tratamiento de Alicia, esto colabora mucho a su curación.

Al terminar el tratamiento, ella se reconoce contenta: disfruta de su cuerpo, de su relación con el marido y valoriza el vínculo de amor y confianza que ha establecido con sus hijas.

Andrea

Andrea tiene 20 años. Su novio, Maxi, 22. Ambos estudian arquitectura. Con Maxi está de novia hace un año. Su relación es fresca, de amor y de respeto.

Andrea me consulta porque quiere lograr el orgasmo durante la penetración. Ella tiene orgasmo por masturbación y, ocasionalmente, en los juegos con Maxi, "no como se debe".

Andrea viene a verme aconsejada por una amiga que, con una situación semejante a la suya, logró el objetivo deseado: vivir el orgasmo durante la penetración.

Andrea concurre a la entrevista con Maxi. Desde el comienzo asumen el compromiso con el tratamiento como algo compartido. La participación de Maxi está garantizada, no tengo dudas de que él va a colaborar plenamente.

Andrea pertenece a una familia sólida, de clase media alta. Es la menor de tres hermanos. Los padres, que han tenido hijos siendo muy jóvenes, los acompañan en su formación y sus experiencias con una apertura que será importante para Andrea. Ellos están siempre informados, se psicoanalizan y tienen con Andrea una actitud de comprensión y permiso. La mamá la estimula, cuando ella finalmente le cuenta que está viniendo al grupo: "Ojalá que yo hubiera podido hacerlo a tu edad, ¿sabés las cosas que me hubiera evitado? ¡Años de insatisfacción!".

Andrea se masturba desde la infancia. Comienza su vida sexual compartida a los dieciocho años, con un novio que dura un tiempo. Con él no tiene orgasmo ni en la penetración ni con los juegos sexuales. Se separan de común acuerdo, sin heridas.

Al volver de las vacaciones, comienza su relación con Maxi. Con él tiene juegos que los gratifican mucho. Está contenta con él en varios dominios, comparten intereses, van juntos a la facultad, son muy compañeros.

En el grupo, se siente cómoda y a gusto. La simpatía, la alegría y el buen humor permanentes de Andrea colaboran en mucho a la dinámica grupal. Despierta, inteligente, muestra abiertamente sus inquietudes con respecto a su sexualidad. Trae a las reuniones las tareas completas, dibujos llenos de color y creatividad, cuentos eróticos de singular riqueza y trabajados con deleite.

Andrea y Maxi afianzan su complicidad a la hora de inventar historias, fantasías y nuevos juegos que les permiten gozar. Con el avance del tratamiento, Andrea descubrirá que no es tan libre como creía. El diálogo de esclarecimiento con Maxi le permite aceptar que si bien se siente totalmente libre en los juegos, al ser penetrada se siente prisionera. Andrea es de la nueva generación, sí, pero a la hora de experimentar "con él adentro", los remanidos prejuicios no la abandonan. Entonces no puede moverse, no puede probar, es sólo rutina, sólo rutina.

En el transcurso del tratamiento, Andrea toma conciencia de que el momento de la penetración es también importante para ella, que no es algo que le regala a él. Sobre todo si ella puede disfrutarlo y participar. Entonces, a partir de ahí, ella incluye las caricias y logra el orgasmo durante la penetración.

Finalmente, logra su objetivo. Dueña ya de la libertad para expresarse, experimenta un orgasmo con mil corrientes de placer que la llevan a gritar para expresar lo que no puede guardar dentro de ella. "Fue grandioso", dice.

Cristina

Cristina tiene 30 años. Está casada con Fernando (51) hace seis años. Tienen un hijo, Martín, de 4 años. Es técnica óptica. Su marido es oculista. Para él, éste es el segundo matrimonio; del primero tiene hijos grandes con los que casi no se relaciona.

Cristina y Fernando están al borde de la separación, por graves problemas sexuales. Cristina está en tratamiento psicológico y es su terapeuta quien me la envía. El principal objetivo de Cristina es salvar su matrimonio, no su sexualidad.

Cristina padece una preorgasmia primaria, nunca experimentó un orgasmo.

En la primera consulta, me llama la atención esta mujer linda, alta, rubia, con aspecto deportivo, de cabello lacio y una cara de rasgos casi perfectos. Sin embargo, no es atractiva: quizás esa tristeza que se desprende de ella, ese desapego por el mundo y por la vida, esa cierta torpeza de movimientos estén opacando su belleza.

Habría que buscar en Cristina qué circunstancias la llevan a esta apatía, a esta renuncia a la sexualidad que parece de tan larga data.

La indicación del grupo resulta sustancial pues brinda la posibilidad de trabajar sus sentimientos negativos, con respecto a la sexualidad, cotejándolos con otros similares que seguramente aparecerán y serán modificados.

Cristina pertenece a una familia conflictiva, cuyas secuelas aún están presentes. Hija de padres separados, la mamá se enamora de un sobrino y los abandona.

Desde los tres años, ella vive sola con su papá. Algunas

veces se meten juntos en la cama a mirar la televisión. Ella se siente la novia del papá, piensa que nunca se va a casar con otro. No recuerda juegos eróticos con él.

Cuando ella tiene 15 años su padre se casa de nuevo y, no casualmente, el primer amor de Cristina, a los 18 años, con quien empieza su vida sexual, es un amigo de su padre, 32 años mayor que ella.

Luego, varios amantes le confirman que ella es frígida, que no siente nada, que nada la conmueve. No se compromete afectivamente hasta conocer a Fernando, su profesor, serio y confiable. Siente que él sí puede protegerla, que no la abandonará como el papá.

El noviazgo está lleno de sensaciones, de goce, del placer del zaguán. El casamiento, la maternidad, la paternidad de Fernando provocan una cierta confusión en Cristina. El se afianza demasiado en su rol paternal, y esto trae ecos peligrosos para Cristina.

La entrevista preliminar y la historia de Cristina me hacen temer un trayecto grupal difícil. Tendría que luchar contra su pasividad. Ella me responsabilizaría de su cura poniendo en mí todo el esfuerzo. Contra todas mis predicciones, nada de eso ocurre: ella, la desesperanzada, recobra rápidamente sus fuerzas cuando comprende que, en el grupo, nadie más que ella puede hacerse responsable de su cura. Descubre el placer de encontrarse con compañeras de su edad, que también tienen problemas como ella. Logra amistades dentro del grupo.

En un momento clave del tratamiento, el ensueño dirigido le permite evocar una escena de la infancia: aquel día en que se perdió en el bosque andando en bicicleta. Este recuerdo sexual intenso actúa como un disparador. A partir de ese momento, Cristina se hace cargo de ese cuerpo, que hasta entonces parecía llevarlo puesto, como si no le perteneciera, como si fuera extraño a sí misma. Algo en ella se modifica: su actitud corporal, sus gestos, hasta el timbre de su voz.

Amparada en la seguridad que le brinda el grupo, Cristina va afirmándose cada vez más; se siente más dueña de su vida y no juguete del "destino que le tocó". Es incluso una de las que animan a sus compañeras a ir más adelante, a contarlo todo. Es una de las primeras que se atreve a decirle a su marido que ella nunca tuvo orgasmo y a comprometerlo en buscarlo a toda costa.

La pasión ha sido traumática para Cristina. Ella ha atribuido a la pasión, durante toda su vida, el abandono de su madre. En la medida en que toma conciencia de sí misma, en que puede defender su placer, es capaz de exigir a Fernando la pasión.

Por supuesto, Cristina debe luchar contra la reacción de su compañero, natural en estos casos: no es fácil para el varón habituado a una mujer apática, a la esposa, descubrir todo un mundo de sensualidad que no sabe adónde puede ir a parar. Pero Cristina defiende con sinceridad y con garra su derecho al placer y, finalmente, logran acomodarse a una nueva situación, por cierto, mucho más rica que la que tenían antes.

Cristina es uno de los casos que demuestran hasta qué punto la sexualidad es fundamental en la vida, puesto que su cambio en este sentido favoreció otros aspectos de su personalidad.

Judith

Judith tiene 26 años. Hace dos años que está casada con Daniel (28 años). Trabaja de maestra en un colegio judío.

En la primera consulta vienen ambos, derivados por el ginecólogo. En los dos años de matrimonio no han tenido otra relación sexual que los juegos, que les producen placer, pero que no los han conducido nunca a la penetración. Por presiones familiares ("¿Y para cuándo los niños?") consultan al ginecólogo, que diagnostica vaginismo y la deriva a mi consultorio. Judith es la típica buena alumna, que todo lo hace bien, que todo lo sabe. Después de un breve tratamiento, el vaginismo se supera, logran la penetración pero Judith no puede tener orgasmo.

Le aconsejo esta terapia grupal. Acepta, pero su actitud no es clara. Quiere y no quiere hacer el tratamiento. Es el marido quien insiste, y ella lo hace pero se resiste porque piensa que su goce no debe ser un problema de él, sino de ella. Aunque a ella no parece importarle nada su goce.

No sería muy fácil hacerla admitir, como a cualquier otra integrante del grupo, que esto le produce sufrimiento, que ella tiene algo que no está bien.

Judith es criada en una familia judía convencional. Sus padres y una hermana cuatro años mayor. La paz y el orden de la familia se ven alterados por un episodio que ha dejado marcas en Judith (quizá su renuencia a aceptar el sexo esté íntimamente ligada a este episodio traumático). Su hermana, a los 22 años, es obligada por sus padres a abortar; ella le echará siempre la culpa a los padres de haber perdido el amor de su vida. A pesar de que todo se le oculta a Judith, ella se entera porque su hermana debe ser hospitalizada de urgencia.

Como es obvio, Judith se casa virgen con el novio previsible. Curiosamente, la desilusión de la vida matrimonial no se produce en estos dos años en los que no pueden consumar el acto sexual, sino después, cuando no puden responder al imperativo familiar de tener hijos.

Durante el tratamiento manifiesta un cierto asco por todo lo que tiene que ver con sus genitales, por lo que imagina que es el orgasmo. Hace los ejercicios por pura disciplina, pero con disgusto. No mucho tiempo después se descubre, en este rechazo a todo lo que tenga que ver con el sexo, un oscuro temor a que si se deja sentir, gozar, pueda transformarse en una cualquiera, en una puta.

A pesar de que cumple con los ejercicios, durante los primeros encuentros me cuesta mucho llevar a Judith a un punto crítico, como para que comprometa su personalidad de otra manera, en otras palabras, para que se juegue. Ella es, sin duda, la más rebelde, aunque objetivamente haga lo que indico.

Algún pequeño cambio la hace modificar su actitud y se propone hacer todos los ejercicios a fondo. Su misma obsesión de buena alumna es lo que le permitirá por fin conectarse con algunas sensaciones que la asustan, pero que, al mismo tiempo, desea.

Su marido colabora en su terapia hasta que ella logra el orgasmo.

Poco a poco Judith va abandonando su rigidez y se permite disfrutar de aquello que ya tenía en ella, pero que no era capaz de utilizar.

Loty

Loty tiene 39 años. Está casada hace tres años con Carlos (36).

Loty es médica, Carlos, mecánico. La educación no es la única diferencia entre ellos. Loty es sueca, rubia, fría, distante; Carlos es criollo, morocho, cálido, sensual. Estas diferencias, sin embargo, no les impiden amarse. Más aún, quizá se aman a causa de esas diferencias. Lo curioso es que Loty es una mujer a quien ocupar un lugar destacado en la sociedad, ser una profesional exitosa, por circunstancias de su vida, no le ha sido fácil.

Loty y Carlos hace 2 años que buscan el embarazo sin éxito. Cuando consultan al médico, éste me deriva a Loty, porque considera que es importante que ella tenga relaciones placenteras y logre el orgasmo antes de iniciar su tratamiento por infertilidad.

Loty no ha experimentado nunca un orgasmo. Durante la primera entrevista, a la que acuden ambos, Loty parece aceptar la sugerencia médica más como profesional, como dispuesta a recibir una receta informativa, que como una mujer que busca su placer. Loty tiene su pasión puesta en la profesión y se acerca ahora a la sexualidad sólo porque su médico, un médico como ella, con esa profesión que es su pasión, se lo indica.

A pesar de estos antecedentes, no dudo de que Loty se esforzará para lograr el éxito. Siempre lo ha hecho.

Loty llega a la Argentina a los tres años, con sus padres, sus abuelos y un hermano mayor. Se instalan en el campo. Loty recuerda esa época con nostalgia; tenía muchas amigas, retozaba todo el tiempo. De aquella época es su primer recuerdo sexual: Loty con las amigas espía a su abuelo que, a la hora de la siesta, hace ejercicios en el patio, desnudo, sin vergüenza. Adulta, Loty reconocerá la belleza de la desnudez masculina, la vergüenza de la desnudez femenina.

Para estudiar la carrera, Loty debe dejar esa vida y esforzarse en la ciudad, sola, sin amigos. Pero el deseo de éxito es superior a toda pérdida. Loty lo tiene claro, nada ni nadie se opondrá a lo que ella se ha propuesto, no sabe cómo ni desde cuánto tiempo.

Con la misma precisión, Loty decide que le ha llegado el tiempo del matrimonio, el tiempo de la maternidad. Y Carlos es para ella un emisario de su pasado infantil bucólico y despreocupado, un referente de sus años felices. Sin embargo, sus problemas sexuales le impiden no sólo gozar plenamente de este amor sino reconocer y aceptar los valores de Carlos.

Como con todo lo que ha hecho en su vida, Loty toma el tratamiento muy en serio. Cumple con todas las tareas, aun cuando no le producen placer, aun cuando, en alguna circunstancia, le ocasionan dolor. (En una oportunidad Loty, buscando el orgasmo, lesiona su vulva.)

A medida que avanza la terapia, aprende que el esfuerzo solo no basta para la pasión: es necesario sentir. Loty va cambiando casi sin darse cuenta. Es Carlos, su marido, quien se lo hace notar, diciéndole que está muy agradecido de que ella haga este tratamiento. Este comentario la hace permeable a sus propias sensaciones y a las de Carlos. La pareja ha dado un vuelco. Carlos, el inferior, el ignorante, es quien le enseña a superar sus temores, a sentirse una mujer completa sexual, amorosa, profesional.

Carlos acompaña a Loty con los ejercicios, sugiere nuevos juegos, inventa masajes para incluir la nueva adquisición de Loty: un vibrador.

A través de la masturbación, Loty le descubre a Carlos los secretos de su orgasmo y se descubre con todas sus ganas: "Fue en ese momento que me acepté completamente".

Loty sabe que está preparada para tener un hijo con Carlos, y siente que ese hijo es la culminación de la felicidad que comparten.

Mara

Mara tiene 32 años, está separada hace cuatro. Estuvo casada durante dos años y no tuvo hijos.

Mara ocupa un lugar destacado en una empresa familiar importante.

Cuando llega a la primera entrevista, algo en mí, en la decoración de mi consultorio, la hace sentirse a gusto. Ilusiona que será un diálogo "entre empresarias".

Mara viste con mucha corrección, como una ejecutiva, no tiene nada fuera de lugar, nada espontáneo, nada descuidado.

Mara tiene orgasmo por masturbación, pero siente que algo no está bien en ella, que ella es frígida. Me consulta porque quiere tener orgasmo durante la penetración.

No siempre fue frígida. En otra época, antes que le pasara lo que le pasó —eso que ella siente que la marcó, que la dejó frígida—, Mara tenía orgasmos sin siquiera buscarlos, sin siquiera darse cuenta, sólo llevada por las caricias de ese hombre, Adolfo, "el dueño de su cuerpo", ese quien con sólo mirarla era capaz de despertar todo su deseo.

Después de Adolfo nunca más goza. Acepta la viudez definitiva de sus anhelos amorosos. Se decreta frígida.

Sin embargo, quizás el tiempo transcurrido, quizá la suma de frustraciones, quizás el deseo de sentirse viva, la empujan a buscar una solución.

Mara tiene rabia, aunque aún no lo sepa. Creo que es un buen punto de partida para empezar a recorrer un camino. Le propongo integrarse a un grupo de mujeres preorgásmicas.

Mara viene de una familia bien consolidada, un papá

exitoso, una mamá ama de casa y con una intensa vida social, dos hermanas profesionales. La única de las hermanas que trabaja en la empresa familiar es Mara.

Durante su infancia, Mara tiene juegos sexuales con sus hermanas. Con ellas descubre el placer de las tardes calurosas en las que, durante la siesta, entre el sueño y la vigilia, se cuelan algunos roces, algunas sensaciones que ella evitará recordar en su vida adulta. Tal vez allí se encuentre la semilla de sus fantasías eróticas, en las que siempre aparecen mujeres.

A los 22 años, Mara se siente feliz, está de novia con Adolfo, el amor de su vida. Cuando comienza su vida sexual, la pasión la lleva a límites hasta entonces desconocidos, sólo Adolfo sabe qué tiene que hacer para despertar en ella tantas sensaciones que la colman de un placer inigualable. Por eso, cuando ella se queda embarazada le parece lógico: esa pasión debe prolongarse en un hijo. Pero Adolfo, el hombre de su vida, el dueño de su cuerpo, no comparte esta certeza... y como toda respuesta, desaparece. Un aborto y nunca más orgasmo con ningún otro hombre.

Cuando se casa con Pepe ya sabe, desde antes del casamiento, que no funcionará. Sólo las premuras familiares ("Nena, cuándo vas a sentar cabeza") la llevan a representar esa unión que de sensual y amorosa no tiene nada.

Divorcio, psicoanálisis, novios, frustraciones, aburrimiento, Mara busca una puerta que la conduzca a la vida.

Mara encuentra en la terapia grupal un ámbito de permiso. El temor al castigo por los placeres infantiles perdura aún hoy. Mara teme que su falta de orgasmo sea una consecuencia de su masturbación infantil, aunque nadie la haya reprendido jamás por ello.

En el grupo, la afinidad con las otras mujeres la llevan a poner en duda su sentencia: soy frígida. Y con esto muchas otras "verdades" tambalean.

Descubre que a ella le gusta una manera de amar, no cualquiera, que puede pedir lo que necesita, que puede disfrutar la relación con sus pares, que no precisa de un dueño que la haga gozar. Ella es su propia dueña: se divierte comprando un vibrador de la forma tantas veces imaginada.

Poco a poco cambia su modo de vestir, adecuándolo a la libertad de sus movimientos. Otra manera de estar en la vida, más cómoda.

Cuando conoce a Nicolás, está preparada para tener una relación clara, para mostrar sus anhelos, para ser una mujer dueña de su sexualidad y con ganas de compartirla.

Patricia

Patricia tiene 45 años. Está separada desde hace 12 años. Tiene un hijo de 22 y una hija de 19. Es encargada de la sección Ventas de una fábrica de electrodomésticos.

Patricia no ha experimentado nunca un orgasmo. Desde el noviazgo, y a pesar de la pasión que sentía por su ex marido, no pudo alcanzar el orgasmo. Pero Patricia no tuvo ni tiene una actitud de resignación; en distintas oportunidades ha buscado ayuda para lograr experimentar el placer sexual. Ayuda del marido, ayuda de un ginecólogo, de un psicólogo, de distintos amantes. Varios caminos y un mismo fracaso. Finalmente, un artículo del diario la encamina hasta mi consultorio y le sugiero la terapia grupal.

Patricia me aclara que no tiene un compañero estable; la tranquilizo: eso no es un impedimento en la terapia.

Patricia conoce la importancia que para ella tiene su insatisfacción sexual y no duda de que algo de esa insatisfacción se cuela en su rechazo al vínculo estable, en su decepción amorosa, en su bronca contra el varón. Pero, por sobre todas las cosas, Patricia quiere el orgasmo para ella.

Cuando lee en el diario el relato de una terapia de una mujer tan parecida a ella, siente que ha llegado su hora. Ese mismo día me llama y me pide, con urgencia, una entrevista.

—En dos días comenzaré un grupo —le comento a Patricia, en mi consultorio.

Ella escucha entusiasmada todo lo que le cuento del funcionamiento grupal. Sé que el grupo será fundamental para ella, para reencontrarse con sus ganas de gozar, con su curiosidad, con el aprendizaje de una sexualidad que ella siente injustamente demorada. Allí, en el grupo, encontrará mujeres como ella, con historias como la suya, que buscan la satisfacción sexual y no saben cómo encontrarla.

Patricia nace en el seno de una familia de inmigrantes de clase media. Es hija única.

Tiene buenos recuerdos de su infancia, de sus padres, de su abuela. La armonía de su hogar le da confianza en la vida. El barrio, la calle, las amigas, los juegos, las travesuras, el colegio, todo colabora para construir en Patricia una personalidad amable.

En la adolescencia, Patricia irradia buen humor y no se escatima a la hora de las simpatías. Lo tiene todo para gustar, para tener a todos los muchachos del barrio dispuestos a conquistarla. Y Patricia coquetea un poquito con cada uno y siente que todavía, entre todos esos candidatos, no ha llegado aquel que pueda conmoverla.

Cuando termina el secundario, se emplea como secretaria. Allí encontrará el amor en su jefe. Como en los cuentos infantiles, el jefe y ella, la secretaria, se casan. Ella quiere seguir trabajando, pero su marido la quiere en su casa. Y ella acepta. Por amor. Por él.

Entonces nacen los hijos y las tareas de mamá la ocupan plenamente por un tiempo, porque después su insatisfacción sexual se hace todavía más evidente. Cuando trata de encontrar en su marido una ayuda para su insatisfacción, él quiere ayudarla pero no sabe cómo. No sabe qué es lo que ella busca.

La asfixia del hogar, el rol de la señora de la casa, la insatisfacción la conducen al divorcio.

Con nuevas esperanzas Patricia busca en otros hombres lo que no encontró en su relación conyugal. Pero no era su marido, es ella: un fracaso y otro fracaso y otro fracaso.

Si alguien tiene una dificultad en el grupo, ahí está Patricia; si alguien necesita un poco de atención, ahí está Patricia. Patricia resulta en la terapia una presencia generosa, dispuesta a ayudar, tirando para adelante, siempre abierta a las informaciones, siempre agradecida de estar ahí, de hacer la terapia.

Patricia cumple con las tareas, cuida todos los detalles para que nada ni nadie la interrumpan. Cuando se aburre de un ejercicio y tiene ganas de abandonar, insiste. Ella sabe que tendrá que buscar el orgasmo, que no será tan sencillo pero, que en algún lugar, escondido en el interior de su cuerpo, está el mecanismo que le permitirá vivirlo. Su entusiasmo, la esperanza que tiene en su curación colaboran en gran medida a que Patricia vaya dando pasos certeros en el camino al orgasmo.

Ya en el segundo encuentro es la primera que se anima (a partir del ensueño dirigido) a contar su fantasía sexual con lujo de detalles. Se diría que prepara el escenario para el encuentro sexual: casa en la montaña, fuego encendido, champán, boleros, y en ese marco el compañero a quien describe sin ninguna ambigüedad, con referencias concretas al cuerpo del varón, a las caricias que se hacen, al deseo que los liga.

Más adelante, Patricia encuentra un recuerdo fuerte de su adolescencia y, al recrearlo, logra el orgasmo.

Pero un orgasmo no lo es todo: Patricia quiere compartirlo con alguien a quien decirle lo que ella quiere, con alguien que le diga lo que él quiere. Es más difícil porque no tiene una pareja estable, pero su tesón superará todas las inhibiciones para poder concretarlo.

Una vez que Patricia descubre que ella puede tener un encuentro sexual gozoso, sin tensiones, entre pares, sólo entonces anhelará un vínculo más duradero. Patricia está preparada para el amor.

Violeta

Violeta tiene 25 años, es ama de casa, está casada hace tres con Néstor (35 años). No tienen hijos.

Néstor es el encargado de buscar una solución cuando Violeta evita el sexo: un compañero de trabajo le cuenta que se curó de su eyaculación precoz con el tratamiento sexológico.

Cuando Néstor me pide una entrevista para su mujer le digo que debe ser ella quien me llame. Unos días después, Violeta lo hace.

Violeta llega a la primera entrevista, acompañando a Néstor, sí, acompañando, porque es él el que reclama todas las atenciones, él el que habla, él el que cuenta la insatisfacción de su mujer.

Cuesta percibir a Violeta detrás de todo ese pelo que le esconde la cara, detrás de esa ropa oscura y antigua, detrás de esa vocecita que apenas se anuncia. Sobre todo detrás de tanto comentario de su marido: que Violeta rehúye los encuentros sexuales cada vez con mayor frecuencia, que él la reclama pero Violeta se demora cada vez más en la limpieza de la cocina, en los últimos arreglos de la casa, que al fin llega cuando él ya está dormido, no puede ser casual.

Me cuesta trabajo llegar a saber si Violeta nunca sintió o algo pasó que la llevó a este estado. Finalmente, violento la situación incitándola a hablar. Me entero entonces que durante el noviazgo todo era diferente. Los encuentros en esas breves horas del fin de semana estaban llenos de pasión. En el auto, en el parque, las caricias y los toqueteos de Néstor le resultaban a Violeta la antesala del paraíso, la llenaban de goce, la llenaban de orgasmos. Violeta idealiza esa situación que el matrimonio quebró. Violeta no encuentra el goce de los juegos de antes, y el placer y el orgasmo desaparecen con la penetración.

En el tratamiento de Violeta no deberé menospreciar su formación árabe. Me queda claro que Violeta está dispuesta a entregarle a él toda su excitación pero que considera que es él, el varón, el responsable de hacerla gozar. Su camino al orgasmo deberá comprometer la responsabilidad de Violeta.

Violeta acepta mi sugerencia de la terapia grupal sobre todo porque necesita vincularse con otra gente.

Violeta pertenece, igual que Néstor, a una familia árabe, de clase media, muy apegada a las costumbres. Crece sin alegría, no tiene por qué sentirla, ella es sólo una mujer en un mundo en el que la mujer pertenece a una segunda categoría.

La adolescencia de Violeta no es como la de las otras chicas. Ella casi no sale, casi no tiene amigas y sus fiestas son las fiestas familiares en las que conversa con las tías viejas, que murmuran en el rincón. Violeta no puede contra esa tristeza que tiene pegada a la piel, a los huesos, a la mirada.

La única manera de escapar, de tener un lugar en la vida es si alguien la elige para casarse. Pero las costumbres de estas familias es arreglar los casamientos, planearlos, con esmero, entre los padres. La suerte, sin embargo, está de su parte: el elegido por su familia, Néstor, es joven, es profesional, es lindo, a Violeta le gusta. Y Néstor sabe tratarla, él la admira, la desea, la toca y ella se siente por primera vez elegida.

Néstor no tiene mucha experiencia sexual y espera que ese casamiento le brinde, finalmente, la posibilidad de realizar esas fantasías, a las que él recurre tantas veces en sus juegos solitarios. El le comprará un ajuar, ropas íntimas, sensuales, coloridas, a la espera de que Violeta las use para el regocijo de los dos.

Pero en la primera, en la segunda, en la tercera y en cada noche, después del casamiento, se profundiza la insatisfacción sexual de ambos: el coito no es para Violeta lo que ella imaginaba sino un acto violento, torpe, que sólo le produce dolor y miedo. Ella no es la odalisca que bailará y se abrirá para él.

Durante el tratamiento, Violeta aprende rápidamente de sus compañeras. Poco a poco va perdiendo los velos que Violeta le ha puesto a su seducción y emerge una mujer bonita, sensual, desconocida.

En un momento clave de su tratamiento, Violeta recuerda un episodio de su infancia, aquellas amigas, aquellos amigos, aquel balcón, aquel muchacho que descubrió para ella su intimidad varonil. Nunca antes Violeta había visto el sexo del varón desnudo; la sorprende el tamaño, la sorprende la ausencia de vello, la sorprende el placer y el deseo de tocarlo. Pero la mirada de sus amiguitas la frena, la exhibición de este muchacho tiene un destino claro: Violeta. El la mira a ella, no a sus amigas. Entre todas, él la elige a ella.

Ese día, Violeta descubre que su cuerpo es capaz de convertirse en un sol, en una usina de energía que la recorre en mil formas de calor, en mil cosquilleos. Después, ella lo olvidará, olvidará su poder o lo encubrirá con el recuerdo del castigo de la madre por su falda rota. Esa falda que se le había enganchado en aquel balcón.

Con la conciencia de su poder erótico, a Violeta le resultará más fácil enfrentar a Néstor y pedirle que juegue sus juegos, los de ella, y no siempre los de él. Su afirmación como persona produce un buen efecto en Néstor, y ella es capaz de retribuirle con algo igualmente valioso. Néstor acepta divertido, dice: "Al que quiere celeste...". Ahora, tiene una mujer que le demanda gestos, gratificaciones, una mujer que le pide y le da placer.

Los juegos, ahora de ambos, enriquecen su relación. Y el efecto de esta sexualidad se refleja en otras áreas de su personalidad. La diversión, la seducción, no sólo están en la cama sino que los acompañan en sus reuniones sociales, en su relación con los otros.

Bibliografía

Bakos, Susan Crain: *Cómo hacer el amor con placer. Lo que las mujeres deseamos. Lo que las mujeres necesitamos*, Buenos Aires, Planeta, 1992.
Bancroft, John: *Human Sexuality and its Problems*, Edimburgo, Churchill Livingstone, 1990.
Barbach, Lonnie G.: *Por tu felicidad*, México, Edit. Diana, 1981.
Blasco Garma, S.: "Nuevas técnicas sexuales", en Jofre Barroso, H., *Las argentinas y el amor*, Buenos Aires, Galerna, 1985.
—; Kreimer, L. y Wider, F.: "El mito de la pasividad en la mujer", XIII Congreso Psicoanalítico Latinoamericano, Brasil, 1980.
— y Lerer, M.L.: "Fantasías eróticas", XI Congreso Mundial de Sexología, Río de Janeiro, 1993.
— y Camillucci, A.: "La mujer y su sexualidad", *Revista Argentina de Sexualidad Humana,* año 1, 1987.
—y Camillucci, A.: "Disfunciones sexuales femeninas", II Symposium Nacional Multidisciplinario de Sexualidad Humana, Buenos Aires, 1987.
— y Camillucci, A.: "Tratamiento en grupo de mujeres anorgásmicas", III Congreso Uruguayo de Sexología, Montevideo, 1986.
— y Camillucci, A.: "Terapia grupal femenina. Tres años después", Primeras Jornadas de Sexualidad Humana, Buenos Aires, 1986.
Brauer, Alan y Brauer, Donna: *ESO, Ectasy Program*, Nueva York, Warner Books, 1990.
Butler, R. N. y Lewis, M.: *El amor y el sexo después de los 40*, Buenos Aires, Planeta, 1988.

Chang, Jolan: *El Tao del amor y del sexo*, Barcelona, Plaza y Janés, 1984.

Darling, Carol A., Davidson, J. Kenneth y Cox, Ruth, P.: "Female Sexual Response and the Timing of Partner Orgasm", *Sex and Marital Therapy*, vol. 17, nº 1, 1991.

Douglas, N. y Slinger, P.: *Secretos Sexuales*, Barcelona, Martínez Roca, 1982.

Eichel, Edward y Nobile, Philip: *The Perfect Fit*, Nueva York, Donald J. Fine, 1992.

Eicher, Wolf: *Sexualidad normal y patológica en la mujer*, Madrid, Ediciones Morata, 1978.

Fisher, Seymour: *Estudio sobre el orgasmo femenino*, Barcelona, Grijalbo, 1973.

Fontanarrosa, Roberts: *El Mundo ha vivido equivocado*, Buenos Aires, Ediciones de la Flor, 1992.

Freud, S.: "La femineidad, nuevas aportaciones al psicoanálisis", en *Obras Completas*, Madrid, Biblioteca Nueva, 1948.

—. "Una teoría sexual", en *O.C.*, ob. cit.

Heiman, J. y Lopiccolo, J.: *Para alcanzar el orgasmo*, Barcelona, Grijalbo, 1991.

Hite, Shere: *Mujeres y amor*, Barcelona, Plaza y Janés, 1988.

—. *El informe Hite*, Barceloa, Plaza y Janés, 1978.

Horer, Suzanne: *La sexualidad de las mujeres*, Barcelona, Gedisa, 1981.

Hurlburt, David F.: "The Role of Assertiveness in Female Sexuality: A Comparative Study Between Sexually Assertive and Sexually Nonassertive Women", *Sex and Marital Therapy*, vol. 17, nº 3, 1991.

Katchadourian, Herant A. (comp.): *La sexualidad humana, un estudio comparativo*, México, Fondo de Cultura Económica, 1983.

Kaplan, Helen S.: *Disfunciones sexuales. Diagnóstico y tratamiento de las aversiones, fobias y anguistia sexual*, Barcelona, Grijalbo, 1988.

—. *Trastornos del deseo sexual*, Barcelona, Grijalbo, 1982.

—. *La nueva terapia sexual*, Madrid, Alianza, tomos 1 y 2, 1974.

—. *El sentido del sexo*, Buenos Aires, Grijalbo, 1984.

Lerer, María Luisa: *Sexualidad femenina*, Buenos Aires, Sudamericana-Planeta, 1986.

—. *Trastornos del deseo sexual*, Barcelona, Grijalbo, 1982.
—. *La nueva terapia sexual*, Madrid, Alianza, tomos 1 y 2, 1974.
—. *El sentido del sexo*, Buenos Aires, Grijalbo, 1984.
— y Owett, T.: "The Female Androgen Deficiency Syndrome", *Journal of Sex and Marital Therapy*, vol. 10, nº 1, 1993.
Lerer, María Luisa: *Sexualidad femenina*, Buenos Aires, Sudamericana-Planeta, 1986.
—. *Hacerse mujer en un mundo de varones que no besan*, Buenos Aires, Beas Ediciones, 1992.
Masters, W. H. y Johnson, V. E.: *Respuesta sexual humana*, Buenos Aires, Intermédica, 1967.
Metz, Michael E. y Weiss, Karin E.: "A Group Therapy Format for the Simultaneous Treatment of Marital and Sexual Dysfunctions: A Case Illustration", *Sex and Marital Therapy*, vol. 18, nº 3, 1991.
Money, J.: "Components of erotism in man: The hormones in relation to sexual morphology and sexual desire", *J. Nerv. Ment. Dis.*, 1961.
O'Connor, Dagmar: *Cómo hacer el amor con la misma persona por el resto de su vida*, Buenos Aires, Sudamericana-Planeta, 1985.
Ochoa, Elena F. L.: *200 preguntas sobre sexo*, Madrid, Temas de Hoy, 1991.
Owet, Trude: "The Female Androgen Deficiency Syndrome", *Sex and Marital Therapy*, vol. 19, nº 1, 1993.
Pasini, W. : *La intimidad*, Buenos Aires, Paidós, 1992.
Raboch, Jiri y Raboch, Jan: "Infrequent Orgasms in Women", *Sex and Marital Therapy*, vol. 18, nº 2, 1992.
Reinisch, J. : *Nuevo Informe Kinsey sobre sexo*, Barcelona, Paidós, 1992.
Singer, Josephine y Singer, Irving: "Types of female Orgasm", *Journal of Sex Research*, vol. 8, nº 4, 1972.
Voigt, Harrison: "Enriching the Sexual Experiences of Couples: The Asian Traditions and Sexual Counseling", *Sex and Marital Therapy*, vol. 17, nº 3, 1991.
Westheimer, Ruth: *Guía del buen sexo*, Buenos Aires, Javier Vergara, 1985.

Indice analítico